Leben mit Kollagenosen und Vaskulitiden
Ein Ratgeber für Patienten

Oliver Witzke, Philipp Moog und
Uwe Heemann

Leben mit Kollagenosen und Vaskulitiden

Ein Ratgeber für Patienten

unter Mitarbeit von
Benjamin Wilde und Sebastian Dolff

3., überarbeitete und erweiterte Auflage

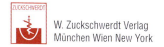

W. Zuckschwerdt Verlag
München Wien New York

Titelbild:
© istockphoto.com: Puzzle mit Schlüssel
© pixelquelle.de: Dame, Ausschnitt

Produkthaftung: Für Angaben über Dosierungsanweisungen und Applikationsformen kann vom Verlag keine Gewähr übernommen werden. Derartige Angaben müssen vom jeweiligen Anwender im Einzelfall anhand anderer Literaturstellen auf ihre Richtigkeit überprüft werden.

Bibliografische Information Der Deutschen Bibliothek:
Die Deutsche Bibliothek verzeichnet diese Publikation in der Deutschen Nationalbibliografie; detaillierte bibliografische Daten sind im Internet über http://dnb.ddb.de abrufbar.

Geschützte Warennamen (Warenzeichen) werden nicht immer kenntlich gemacht. Aus dem Fehlen eines solchen Hinweises kann nicht geschlossen werden, dass es sich um einen freien Warennamen handelt.

Alle Rechte, insbesondere das Recht zur Vervielfältigung und Verbreitung sowie der Übersetzung, vorbehalten. Kein Teil des Werkes darf in irgendeiner Form (durch Fotokopie, Mikrofilm oder ein anderes Verfahren) ohne schriftliche Genehmigung des Verlages reproduziert werden.

© 2015 by W. Zuckschwerdt Verlag GmbH, Industriestraße 1, D-82110 Germering/München.
Printed in Germany by Kössinger AG, D-84069 Schierling
ISBN 978-3-86371-152-8

Inhalt

1	**Vorwort**	1
2	**Einführung in das Thema**	3
3	**Vaskulitiden und Kollagenosen**	5
3.1	Wie wird eine Vaskulitis oder Kollagenose erkannt?	5
3.2	Vaskulitiden (Gefäßentzündungen)	6
3.3	Kollagenosen (Bindegewebserkrankungen)	10
4	**Immunsystem und Autoimmunität**	13
4.1	Das Immunsystem	13
	Abwehrmechanismen	13
	Die angeborene Immunabwehr	14
	Die erworbene Immunabwehr	15
	Wie Abwehrzellen reifen	17
	Die erworbene und angeborene Abwehr arbeiten zusammen	17
4.2	Autoimmunität und Autoimmunerkrankungen	20
	Das Immunsystem unterscheidet zwischen fremd und selbst	20
	Warum greift uns unser eigenes Immunsystem in der Regel nicht an?	20
	Gestörte Toleranz kann zur Erkrankung führen	21
5	**Allgemeine Therapieprinzipien bei Vaskulitiden und Kollagenosen**	23
5.1	Kortikosteroide (Kortison, Prednison)	26
	Wirkungsweise	26
	Dosierung, Anwendung	27
	Nebenwirkungen	28

5.2	Chloroquin/Hydroxychloroquin	31
	Wirkungsweise	31
	Dosierung, Anwendung	31
	Nebenwirkungen	32
5.3	Azathioprin	32
	Wirkungsweise	32
	Dosierung, Anwendung	33
	Nebenwirkungen	33
5.4	Cyclophosphamid	34
	Wirkungsweise	34
	Dosierung, Anwendung	34
	Nebenwirkungen	35
5.5	Methotrexat	36
	Wirkungsweise	36
	Dosierung, Anwendung	37
	Nebenwirkungen	37
5.6	Mycophenolsäure	38
	Wirkungsweise	38
	Dosierung, Anwendung	38
	Nebenwirkungen	39
5.7	Ciclosporin A	40
	Wirkungsweise	40
	Dosierung, Anwendung	40
	Nebenwirkungen	42
5.8	Tacrolimus	43
	Wirkungsweise	43
	Dosierung, Anwendung	43
	Nebenwirkungen	44
5.9	Leflunomid	45
	Wirkungsweise	45
	Dosierung, Anwendung	45
	Nebenwirkungen	46

5.10	Biologika	47
5.10.1	TNF-Inhibitoren (synonym TNF-Blocker, TNF-Antagonisten)	48
	Wirkungsweise	48
	Anwendung, Dosierung	49
	Nebenwirkungen und Anwendungsbeschränkungen	50
5.10.2	Interleukin-1-Antagonisten	52
	Wirkungsweise	52
	Anwendung und Dosierung	52
	Nebenwirkungen	53
5.10.3	Tocilizumab (Interleukin-6-Antagonist)	53
	Wirkungsweise	53
	Anwendung und Dosierung	54
	Nebenwirkungen	54
5.10.4	B-Zell-gerichtete Therapien	55
	Rituximab	55
	Wirkungsweise	55
	Anwendung und Dosierung	55
	Nebenwirkungen	57
	Belimumab	57
	Wirkungsweise	57
	Anwendung und Dosierung	58
	Nebenwirkungen	58
5.10.5	Abatacept (T-Zell-Kostimulationshemmer)	59
	Wirkungsweise	59
	Anwendung und Dosierung	59
	Nebenwirkungen	59
5.10.6	Ustekinumab (IL-12/IL-23-Antikörper)	61
5.11	Alternative Therapien	61

6	**Vaskulitiden**	64
6.1	Allgemeines	64
6.2	Arteriitis temporalis/Polymyalgia rheumatica/ Riesenzellarteriitis	65
	Häufigkeit	65
	Pathogenese	65
	Klinik	66
	Therapie	66
6.3	Takayasu-Arteriitis	67
	Definition und Häufigkeit	67
	Pathogenese	67
	Klinik	68
	Therapie	69
6.4	Granulomatose mit Polyangiitis	70
	Definition und Häufigkeit	70
	Pathogenese	71
	Klinik	72
	Diagnose	75
	Therapie	77
6.5	Eosinophile Granulomatose mit Polyangiitis	78
	Definition und Häufigkeit	78
	Pathogenese	78
	Klinik	79
	Therapie	81
6.6	Mikroskopische Polyangiitis (MPA)	82
	Definition und Häufigkeit	82
	Pathogenese	82
	Klinik	82
	Therapie	83
6.7	Panarteriitis nodosa (PAN)	84
	Definition und Häufigkeit	84
	Pathogenese	84

		Klinik	85
		Therapie	87
6.8		IgA-Vaskulitis	87
		Definition und Häufigkeit	87
		Pathogenese	87
		Klinik	88
		Diagnose	89
		Therapie	89
6.9		Kryoglobulinämie (kryoglobulinämische Vaskulitis)	89
		Definition und Häufigkeit	89
		Pathogenese	90
		Klinik	90
		Therapie	91
7		**Kollagenosen**	92
7.1		Allgemeines	92
7.2		Systemischer Lupus erythematodes	92
		Definition und Häufigkeit	92
		Pathogenese	93
		Klinik	93
		Therapie	99
7.2.1		Antiphospholipid-Syndrom	101
		Definition und Häufigkeit	101
		Pathogenese	102
		Klinik	103
		Therapie	105
7.3		Mischkollagenose (MCTD/Sharp-/Overlap-Syndrom)	106
		Definition und Häufigkeit	106
		Pathogenese	107
		Klinik	107
		Therapie	109
7.4		Primär systemische Sklerose (Sklerodermie)	110
		Definition und Häufigkeit	110

		Pathogenese	111
		Klinik	111
		Therapie	116
7.5		Sjögren-Syndrom	119
		Definition und Häufigkeit	119
		Pathogenese	119
		Klinik	120
		Therapie	121
7.6		Dermatomyositis/Polymyositis	122
		Definition und Häufigkeit	122
		Pathogenese	122
		Klinik	124
		Diagnose	124
		Therapie	125
8		**Allgemeine Verhaltensmaßregeln**	126
8.1		Erkennen eines Krankheitsschubs	126
8.2		Impfungen	127
		Impfungen bei Immunerkrankungen	128
		Impfrichtlinien	128
		Impfungen vor Urlaubsreisen	129
		Rücksprache mit dem Arzt	131
8.3		Urlaub	132
		Besondere Gefahren für Patienten unter immunsuppressiver Therapie	132
		Hygienemaßregeln	133
		Mückenschutz	133
8.4		Ernährung	134
		Kalzium	135
		Blutfette	135
		Blutzucker	136

8.5	Osteoporose (Knochenerweichung)	136
	Die Wirkung von Kortison auf den Knochen	137
	Risikofaktoren	137
	Diagnostik...	138
	Prophylaxe und Medikation	138
8.6	Erkennen und Prophylaxe von Tumorerkrankungen	140
	Gynäkologische Vorsorge	140
	Urologische Vorsorge...............................	141
	Das blutbildende System	141
	Lebensstiländerung	141
8.7	Erkennen und Prophylaxe von Infektionen	142
	Bakterielle Infekte	142
	Pilzerkrankungen	143
	Virusinfektionen	143
	Prophylaxe (Vorbeugung)	144
8.8	Erkennen und Vorbeugen von Herz-Kreislauf-Erkrankungen	145
8.9	Psychosomatik/Stress	147
8.10	Schwangerschaft/Kontrazeption	148
8.11	Soziales, Renten	150
9	**Anhang**...	155
9.1	Auswahl weiterführender Informationsmöglichkeiten/Selbsthilfegruppen...................................	155
9.2	Auswahl spezialisierter universitärer Therapiezentren	157
9.3	Abkürzungs- und Sachwortverzeichnis	159

1 Vorwort

Kollagenosen und Vaskulitiden sind zunehmend häufiger diagnostizierte, potenziell lebensbedrohliche Autoimmunerkrankungen, die sich durch eine Vielzahl möglicher Symptome auszeichnen können. Nahezu alle Organsysteme des Körpers können betroffen sein. Dies verzögert häufig die Diagnose der Erkrankung, da Patienten nicht selten mit den vielfältigen Problemen von Arzt zu Arzt laufen, bis erkannt wird, dass die Krankheitssymptome alle einer einzigen Krankheit zuzuordnen sind. Dabei ist heutzutage die Diagnose der Vaskulitiden und Kollagenosen durch moderne Laborverfahren, bei denen spezielle Autoantikörper nachgewiesen werden, deutlich einfacher geworden.

In den letzten Jahren haben sich durch die moderne Arzneimitteltherapie zunehmend wirksamere und nebenwirkungsärmere Therapiemöglichkeiten dieser einst kaum therapierbaren Erkrankungen ergeben. Das spezielle Wissen über diese diagnostischen und therapeutischen Möglichkeiten ist aber aufgrund der Seltenheit der Kollagenosen und Vaskulitiden wenigen spezialisierten Therapiezentren vorbehalten.

Traditionell sind diese Erkrankungen den rheumatologischen Erkrankungen zugeordnet. Da die Prognose der Kollagenosen und Vaskulitiden wesentlich von einer Beteiligung der Niere mitbestimmt wird, wird die Behandlung der Patienten auch häufig von Nierenspezialisten (Nephrologen) vorgenommen. Die Zusammenarbeit von verschiedenen medizinischen Fachdisziplinen, Rheumatologen, Nephrologen, Hautärzten, Pulmonologen, Neurologen sowie gelegentlich Hals-Nasen-Ohren- und Augenärzten, stellt die Basis einer erfolgreichen Behandlung dar.

Das hier vorliegende Buch soll Patienten und ihren Angehörigen helfen, Verständnis für ihre Erkrankung zu gewinnen, um deren Verlauf positiv beeinflussen zu können. Durch das Einfügen von Patientenberichten sollen die Nöte und Empfindungen von Patienten bei den entsprechenden Krankheitsbildern veranschaulicht werden. Auch bietet das Buch praktische Tipps, die das Verhalten des Patienten im Alltag betreffen. Durch Kästchen und Hervorhebungen werden die für den Patienten wichtigsten Informationen nochmals herausgestellt. Nicht zuletzt soll das Buch als Informationsquelle über die möglichen spezialisierten Anlaufstellen dienen, bei denen eine ausreichende Erfahrung in der Behandlung dieser Erkrankungen besteht. In die nun vorliegende 3. Auflage sind erhebliche Neuerungen insbesondere bei der Klassifikation der Vaskulitiden und der Therapie mit sogenannten Biologika aufgenommen worden. Für Anmerkungen und Verbesserungsvorschläge sind wir sehr dankbar und dürfen die Leser bitten, diese an uns zu schicken.

Essen und München, im Frühjahr 2015

Oliver Witzke, Philipp Moog und Uwe Heemann

2 Einführung in das Thema

Durch das rasch zunehmende Wissen in der Immunologie kann heute eine steigende Zahl von Erkrankungen als Autoimmunerkrankung identifiziert werden. Bei diesen Erkrankungen richtet sich das körpereigene Immunsystem gegen den eigenen Körper. Beispiele dafür sind die multiple Sklerose, die sich vor allem im Nervensystem auswirkt, und der Diabetes mellitus Typ 1, bei dem die insulinproduzierenden Zellen der Bauchspeicheldrüse zerstört werden. Diese Erkrankungen beruhen vermutlich auf einem Defekt des körpereigenen Immunsystems und sind schwierig zu behandeln, da die auslösende Ursache nicht bekannt ist und somit auch nicht gezielt angegangen werden kann.

Bei den systemischen Autoimmunerkrankungen – das heißt Autoimmunerkrankungen, die den gesamten Körper direkt durch eine fehlgesteuerte Reaktion des Immunsystems beeinträchtigen können – kann potenziell jedes Organ Ziel der Attacke des Immunsystems sein. Wegen der Vielfältigkeit der Krankheitssymptome ist die Diagnose der Erkrankungen sehr schwer. Gerade beim erstmaligen Auftreten der Erkrankung an nur einem oder wenigen Organen kann die „systemische", das heißt organübergreifende Natur der Krankheit häufig nicht erkannt werden.

Ein großer Teil dieser systemischen Autoimmunerkrankungen wird dem Bereich „Rheuma" zugerechnet, auch wenn oft primär keine „rheumatischen" Beschwerden wie Knochen-, Gelenk- und Muskelschmerzen im Vordergrund stehen. Häufig zeigt sich eine Störung des Allgemeinbefindens mit allgemeinem Krankheitsgefühl, Nachtschweiß, Fieber und Gewichtsverlust, wie sie auch bei Krebserkrankungen und chronischen Infektionen vorkommen können.

Gerade bei den Kollagenosen und Vaskulitiden ist es für die Prognose des Patienten entscheidend, ob und welche inneren Organe betroffen sind. Somit wird von den behandelnden Ärzten nicht nur ein grundlegendes Verständnis immunologischer Vorgänge, sondern auch die Kenntnis der diagnostischen Untersuchungsmethoden verschiedener Organe verlangt. Zudem verlaufen Kollagenosen und Vaskulitiden individuell sehr unterschiedlich: „Jeder Patient hat seine eigene Krankheit!" Gerade aufgrund der sehr unterschiedlichen Verläufe bei diesen Erkrankungen kann der einzelne Patient durch Kenntnisse über seine Erkrankung und eine kritische Selbstbeobachtung dem behandelnden Arzt eine große Hilfe sein und somit sein Schicksal positiv beeinflussen. In der Hoffnung, dass dies gelingen möge, verbleiben die Autoren.

3 Vaskulitiden und Kollagenosen

3.1 Wie wird eine Vaskulitis oder Kollagenose erkannt?

Vaskulitiden und Kollagenosen sind systemische, das heißt im weiteren Sinne den ganzen Körper betreffende, entzündliche Erkrankungen. Unter Vaskulitiden versteht man in erster Linie Erkrankungen, die die Gefäße betreffen, unter Kollagenosen solche, die vorwiegend das Bindegewebe befallen. Die beiden Formen überlappen sich allerdings sehr häufig. Die Patienten fallen durch allgemeine Krankheitssymptome, Symptome einzelner Organe und erhöhte Entzündungswerte in Laboruntersuchungen auf. Bei einer aktiven Erkrankung sind dies in der Regel Allgemeinsymptome wie Fieber, Gewichtsverlust, Appetitlosigkeit und ein allgemeines Schwächegefühl.
Diese Symptome veranlassen, dass der Patient einen Arzt aufsucht. Symptome sind sowohl bei Vaskulitiden als auch bei Kollagenosen sehr häufig an der Haut zu finden. Ein roter punktförmiger Ausschlag oder offene Stellen werden bei vielen Vaskulitiden beobachtet. Bei den Kollagenosen finden sich eher flächige rote Flecken an der Haut oder Hautverhärtungen. Besonders charakteristisch neben den Hautsymptomen sind insbesondere bei Kollagenosen, aber zum Teil auch bei Vaskulitiden, Gelenkschmerzen und Gelenkschwellungen oder auch Muskelschmerzen. Symptome an inneren Organen können sich vielgestaltig äußern. Ein rotes entzündetes Auge, eine plötzliche Verschlechterung des Sehens, Kopfschmerzen, blutiger Schnupfen oder häufige Nasennebenhöhlenentzündungen können beobachtet werden. Blutiger Husten, blutiger Urin oder blutiger Stuhl sind Zeichen einer schweren Erkrankung und müssen unverzüglich abgeklärt werden. Einige Patienten weisen nur ein allgemeines Krankheitsgefühl und auffällige Laborwerte, aber keine sichtbaren Krankheitssymptome auf. Zu diesen Laborwerten gehören die Blutsenkung, das C-reaktive Protein oder Veränderungen des Blutbildes.

> Kollagenosen und Vaskulitiden zeichnen sich in der Regel durch allgemeine Krankheitssymptome, organspezifische Symptome und erhöhte Entzündungswerte im Blut aus.

In erster Linie muss dabei an eine Infektions- oder Tumorerkrankung gedacht werden; nach Ausschluss dieser Erkrankungen sollte dann auch auf eine Vaskulitis beziehungsweise eine Kollagenose untersucht werden.

Insbesondere Vaskulitiden können aber auch als Folge einer meist schweren Infektion oder Tumorerkrankung auftreten. Deshalb muss gegebenenfalls bei untypisch verlaufenden Erkrankungen oder schlechtem Therapieansprechen auch nach zugrunde liegenden Infektionen und Tumoren gefahndet werden. Diese sekundären Vaskulitiden/Kollagenosen können nicht durch die übliche immununterdrückende Therapie, sondern nur durch eine Beseitigung des Infektherdes beziehungsweise des Tumors behandelt werden.

> Bei der Diagnose einer Kollagenose oder Vaskulitis müssen auslösende Infektionskrankheiten und Tumoren berücksichtigt werden!

3.2 Vaskulitiden (Gefäßentzündungen)

Entzündungen der Gefäße werden Vaskulitiden genannt, wobei die Gefäße durch das körpereigene Immunsystem attackiert werden (= Autoimmunerkrankung). Das kann in ganz unterschiedlichem Ausmaß erfolgen: Mal ist die Erkrankung sehr aktiv und viele Gefäße werden geschädigt – mal „ruht" die Erkrankung über einen längeren Zeitraum und greift den Körper nicht an. Ein Wechsel zwischen diesen beiden Phasen ist rasch möglich.

Die Gefäße werden durch körpereigene Entzündungszellen und Ablagerungen des Immunsystems geschädigt. In der Folge verstopfen diese Blutgefäße häufig und führen zu einer verminderten Versorgung des betreffenden Organs. Es erhält zu wenig Sauerstoff und zu

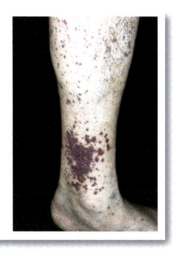

Abbildung 1:
Typischer Hautbefund einer sogenannten „palpablen Purpura" als Zeichen einer Vaskulitis. Die erkennbaren roten Punkte und Bereiche stellen entzündete Hautgefäße (Vaskulitis) dar.

Dieses Bild verdanken wir
Herrn Privatdozent Dr. J. Dissemond,
Klinik für Dermatologie,
Universitätsklinikum Essen.

wenig Nährstoffe. Im schlimmsten Falle kann das Organ oder das Gewebe seinen Dienst versagen und „absterben".

> Bei Vaskulitiden kommt es zu einer Blutgefäßentzündung mit Gefahr eines Gefäßverschlusses und drohendem Absterben des an das Blutgefäß angeschlossenen Organs.

Es gibt verschiedene Formen der Gefäßentzündungen, wobei die Krankheitsbilder nach der Größe der befallenen Gefäße eingeteilt werden. Dabei sind Überlappungen nicht selten, jedoch befallen manche Erkrankungen zum Beispiel nur die großen Gefäße, manche die mittleren und kleinen und manche auch nur die Arterien mittlerer Größe. Für die meisten Vaskulitiden existieren einheitliche Diagnose-Kriterien, meist vom American College of Rheumatology entwickelt, dem amerikanischen Fachverband der Rheumatologen. Sie helfen bei der genauen Zuordnung der Erkrankung, nachdem eine Gefäßentzündung diagnostiziert wurde. Diese Kriterien dürfen nur angewandt werden, wenn die Diagnose einer Gefäßentzündung bereits gestellt wurde, und sie dienen der Unterscheidung zwischen den einzelnen Krankheitsbildern. Nicht alle Patienten erfüllen diese Kriterien, sind aber trotzdem an einer Vaskulitis erkrankt. Das heißt, dass man auch an der entsprechenden Krankheit leiden kann, wenn man diese Kriterien nicht erfüllt. Die genaue Einteilung der Vaskulitiden ist vor kurzer Zeit verändert worden. Dabei sind auch die Namen einzelner Krankheiten verändert worden, sodass für den medizinischen Laien die Suche nach Informationen nach einem speziellen Krankheitsbild erheblich erschwert wird.

Für den Arzt ist es eine außerordentliche Herausforderung, eine Vaskulitis festzustellen. Eine weitere schwierige Aufgabe ist dann die genaue Zuordnung der Erkrankung. Das liegt daran, dass die Krankheitszeichen, die anfangs vorhanden sind, auch bei einer großen Anzahl anderer Erkrankungen vorkommen können. So finden sich die Symptome Fieber, Leistungsschwäche, Müdigkeit, Glieder- und Gelenkschmerzen genauso zum Beispiel bei Infektionen und Tumorerkrankungen. Lediglich leichte Hauterscheinungen weisen manchmal den Weg. Sie können aber genauso gut fehlen. Als weiteres Beispiel sei das akute Nierenversagen genannt. Dieses kann eine Vielzahl an Ursachen haben; eine Vaskulitis ist nur eine, zumal eine seltene.

Laborwerte weisen nur bedingt auf eine Vaskulitis hin. Für bestimmte Vaskulitis-Arten sind Autoantikörper (Antikörper, die gegen Strukturen des eigenen Körpers gerichtet sind) sehr typisch (mehr dazu im Kapitel Immunsystem). Diese Vaskulitiden werden auch als ANCA-assoziierte Vaskulitiden bezeichnet. Dies ist der Fall mit c-ANCA für die Granulomatose mit Polyangiitis (ehemals Morbus Wegener) oder mit p-ANCA für die mikroskopische Polyangiitis. Diese Autoantikörper kommen jedoch auch bei anderen Gefäßentzündungen vor und teilweise auch bei Gesunden.

Der Arzt hat nun die Aufgabe, in Zusammenschau aller vorliegenden Ergebnisse und Krankheitserscheinungen die zutreffende Diagnose zu stellen. Von dieser hängt auch der Behandlungsweg ab, der eingeschlagen wird; auch die zu erwartenden Komplikationen sowie die voraussichtliche Lebenserwartung unterscheiden sich je nach Art der

Erkrankung erheblich. Wichtig ist deshalb, dass Sie sich als Patient in erfahrene Hände begeben. Ihr primärer Ansprechpartner in Bezug auf Ihre Erkrankung sollte daher ein erfahrener Facharzt, vorzugsweise ein Rheumatologe oder Nephrologe sein. Beide kennen meist diese Erkrankungen sehr gut und verfügen über genügend Erfahrung, um eine umfassende Betreuung sicherzustellen.

> Die Diagnose einer Vaskulitis ist für Ärzte schwierig, da die Krankheiten selten sind und sehr unterschiedliche Symptome haben können. Spezielle Blutuntersuchungen auf Autoantikörper können eine große Hilfe sein.

Ihr Arzt wird Ihre Vaskulitis mit Medikamenten behandeln. Fast alle Medikamente, die zur Anwendung kommen, unterdrücken das eigene Immunsystem, das in diesem Fall die Gefäße angreift. Heutzutage hat es sich durchgesetzt, die Behandlung nach der Krankheitsaktivität auszurichten. Dies bedeutet eine starke Unterdrückung des Immunsystems, wenn die Krankheit viel „Ärger macht", und nur eine leichte Immununterdrückung, wenn die Erkrankung „ruht" und keine Symptome vorhanden sind. Dieses Vorgehen ist sinnvoll, da schließlich auch beim Patienten das Immunsystem nicht nur Feind, sondern auch Freund ist. Das Immunsystem ist zur Bekämpfung schädlicher Bakterien, Pilze und Viren lebensnotwendig. In den aktiven Krankheitsphasen muss der Patient ein höheres Infektionsrisiko in Kauf nehmen, um die Autoimmunerkrankung zu stoppen. Ist die Autoimmunerkrankung wenig aktiv, das heißt die Vaskulitis „ruht", behandelt man mit Medikamenten, die das Immunsystem nur leicht unterdrücken. Das hat den Vorteil, dass man ein Wiederkehren der Erkrankung über einen längeren Zeitraum verhindern kann und gleichzeitig das Infektionsrisiko verringert.

> Die lebenserhaltende Therapie der Vaskulitiden ist in der Regel eine Immunsuppression (Immununterdrückung). Kortison ist dabei ein wesentlicher Bestandteil!

Die Basis der Therapie ist Kortison, wobei je nach Krankheitsverlauf andere Medikamente zusätzlich verabreicht werden. Eine komplette Heilung ist in der Regel nicht möglich. Jedoch befinden sich viele Patienten über Jahre oder Jahrzehnte in ruhenden Krankheitsphasen und müssen nur geringe Einschränkungen in der Lebensqualität hinnehmen.

Insgesamt muss man die Vaskulitiden als ernste, wenn auch relativ seltene Erkrankungen ansehen, die von Spezialisten behandelt werden müssen. Häufig gelingt es, diese Erkrankungen erfolgreich zu behandeln, wenn sie rechtzeitig erkannt werden. Ziel ist es immer, sie so lange wie möglich in „ruhenden" Krankheitsphasen zu halten und so ein Höchstmaß an Lebensqualität im Alltag zu ermöglichen.

3.3 Kollagenosen (Bindegewebserkrankungen)

Der Begriff der Kollagenose wurde Anfang des 20. Jahrhunderts geprägt. Er fasst chronisch-rheumatische Erkrankungen des Bindegewebes und der Fasern in den Zellzwischenräumen zusammen. Kollagen ist ein wichtiger Bestandteil des Bindegewebes, eines Gewebes, welches verschiedene Organe verbindet und stützt. Da das Bindegewebe bei all diesen Erkrankungen beteiligt ist, wurde der Name „Kollagenose" gewählt. Kollagenosen lassen sich dadurch beschreiben, dass das Immunsystem auf verschiedenste Art und Weise zur vermehrten Produktion von Kollagen beiträgt, meist über die Auslösung entzündlicher Prozesse des Bindegewebes. Jedoch wird der Begriff „Kollagenose" dieser Erkrankungsgruppe nur bedingt gerecht, da neben dem Bindegewebe auch viele andere Gewebearten betroffen sein können (z. B. Speicheldrüsen, Muskeln, Gelenke, Blutgefäße, Knochenmark, Lunge oder Nieren). Oft lassen sich verschiedene Autoantikörper, in diesem Fall antinukleäre Antikörper (ANA), im Blut nachweisen, die an Bestandteile von Zellkernen binden können. Ob diese ANA bei den verschiedenen Kollagenosen die Ursache oder die Folge der Erkrankung sind, ist noch nicht sicher geklärt. Der Nachweis von ANA im Blut heißt allerdings noch nicht, dass eine Kollagenose besteht.

Etwa 5–10 Prozent aller gesunden Menschen weisen solche Antikörper in niedriger Konzentration im Blut auf, ohne dass dies eine medizinische Relevanz hätte.

Der Verlauf der Krankheit richtet sich nach der Anzahl der betroffenen Organe und dem Ausmaß des Befalls. So kann es beim systemischen Lupus erythematodes und bei Sklerodermie zu Verläufen kommen, bei denen nur die Haut, aber keine inneren Organe betroffen sind. Diese auf die Haut beschränkten Erkrankungen nehmen meist einen vergleichsweise milden Verlauf im Gegensatz zu den systemisch verlaufenden Kollagenosen, bei denen viele innere Organe betroffen sind, und werden häufig von Hautärzten (Dermatologen) behandelt.

> Auf die Haut beschränkte Kollagenosen können von Dermatologen behandelt werden. Beim Befall innerer Organe sollten spezialisierte Internisten (Rheumatologen, Nephrologen) die Therapie koordinieren.

Zu den systemischen Kollagenosen im engeren Sinne zählen der systemische Lupus erythematodes (SLE), die Polymyositis/Dermatomyositis (Muskelentzündung), das Sjögren-Syndrom und die pro-

Tabelle 1: Häufigkeit von Kollagenosen

Erkrankung	Häufigkeit pro 100 000 Einwohner
Systemischer Lupus erythematodes (SLE)	40 bis 50
Systemische Sklerose	10 bis 20
Mischkollagenose	10
Primäres Sjögren-Syndrom	400
Polymyositis/Dermatomyositis	6 bis 7

gressive systemische Sklerodermie („harte Haut"). Eine Sonderform der Sklerodermie, das CREST-Syndrom, nimmt häufig einen günstigeren Verlauf. Als Mischkollagenose oder Sharp-Syndrom wird eine Erkrankung bezeichnet, die Symptome einer Sklerodermie und eines SLE vereinigt. Daneben gibt es noch durch Medikamente ausgelöste Formen von Kollagenosen, die in der Regel nach Absetzen des auslösenden Medikamentes reversibel sind.

4 Immunsystem und Autoimmunität

4.1 Das Immunsystem

Abwehrmechanismen

Unser Abwehrsystem hat sehr viele verschiedene Zelltypen zur Verfügung, die sich nach ihrer Funktion grob in zwei Kategorien einteilen lassen. Zum einen gibt es die angeborene Abwehr, zum anderen die erworbene Abwehr (siehe Abb. 2). Granulozyten und Makrophagen sind Fresszellen, die der angeborenen Abwehr zugeordnet werden, während T- und B-Lymphozyten zur erworbenen Immunabwehr gehören. Die angeborene und erworbene Abwehr sind nicht unabhängig voneinander. Sie sind dadurch verbunden, dass Fresszellen, wie zum Beispiel Makrophagen, Kontakt mit Lymphozyten aufnehmen und diese aktivieren können.

Für das Immunsystem sind die weißen Blutkörperchen, die Leukozyten, wichtig. Es gibt hier verschiedene Zellen, die ganz unterschiedliche Aufgaben übernehmen. Die weißen Blutzellen lassen sich unterteilen in Granulozyten, Lymphozyten und Monozyten. Die Granulozyten stellen die zahlenmäßig größte Gruppe dar und lassen sich wiederum unterteilen in neutrophile, segmentkernige, stabkernige, eosinophile und basophile Granulozyten. Bei den Lymphozyten lassen sich B- und T-Lymphozyten unterscheiden. Die Monozyten werden zu Makrophagen und spielen als Fresszellen eine wichtige Rolle.

14   Immunsystem und Autoimmunität

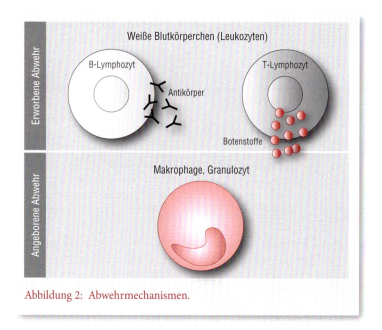

Abbildung 2: Abwehrmechanismen.

Die angeborene Immunabwehr

Die Zellen der angeborenen Abwehr reagieren ganz unspezifisch auf Krankheitserreger, das heißt, sie erkennen wiederkehrende, grundsätzliche Gemeinsamkeiten, die Krankheitserreger aufweisen. Eine einzelne Zelle kann viele verschiedene Krankheitserreger erkennen. Diese Zellen bieten den ersten Schutz beim Eindringen von Krankheitserregern. Zur angeborenen Abwehr gehören Makrophagen, Granulozyten und einige andere Zelltypen.

Makrophagen „umschlingen" Mikroben, wie zum Beispiel Bakterien, und verdauen diese (siehe Abb. 3). Sie sind in der Lage, Teile der angedauten Mikroben an ihrer Zelloberfläche zu „zeigen", diese den anderen Immunzellen zu präsentieren.

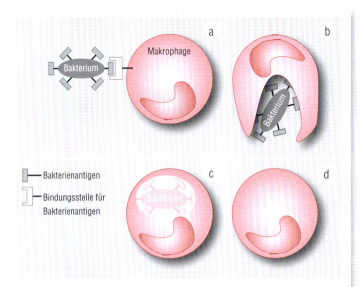

Abbildung 3: Der Makrophage erkennt Bakterien (a) anhand ihrer charakteristischen Merkmale (Antigene), umschlingt (b) und verdaut sie (c). Dies können ganz verschiedene Bakterien sein, die jedoch dieselbe Bindungsstelle besetzen.

Eine Gruppe der Granulozyten, die neutrophilen Granulozyten, umschlingen und verdauen auf ähnliche Weise Mikroben; eosinophile Granulozyten wiederum bekämpfen vor allem Parasiten oder führen vorwiegend zur Ausschüttung bestimmter Botenstoffe, die hilfreich auf die Krankheitsabwehr wirken können.

Die erworbene Immunabwehr

Die erworbene Abwehr hingegen erkennt nur sehr spezielle Merkmale von Erregern, sogenannte Antigene. Diese sind wie Namensschilder; Erreger mit „fremdem" Namen (Antigen) werden von der Körperabwehr als Feinde erachtet und bekämpft. Eine einzelne Abwehrzelle kann oft nur einen einzigen Namen (Antigen) erkennen und entschei-

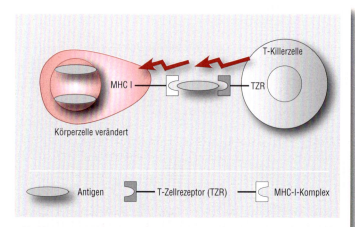

Abbildung 4: T-Killerzellen können körpereigene Zellen töten. Zellen präsentieren an ihrer Oberfläche immer Bestandteile ihrer selbst. Dies geschieht durch eine spezielle Bindungsstelle, den MHC-I-Komplex. Zelleigene Bestandteile (Antigen) werden an die Zelloberfläche transportiert und durch MHC I präsentiert. Die T-Killerzelle „untersucht" das Antigen mittels des T-Zellrezeptors. Sind die präsentierten Antigene durch eine Virusinfektion nicht mehr typisch für die Zellen, d. h. sie sind verändert, merkt die T-Killerzelle das und tötet die infizierte Körperzelle.

det dann, ob dieser fremd ist. Zur erworbenen Abwehr gehören die Lymphozyten. Man teilt sie in B-und T-Lymphozyten ein. Sie „reifen" beide an unterschiedlichen Orten: T-Lymphozyten in der Thymusdrüse, B-Lymphozyten im Knochenmark (engl.: bone marrow). T-Lymphozyten koordinieren die Abwehr oder zerstören sogar körpereigene kranke, zum Beispiel virusinfizierte Zellen durch die T-Killerzellen (siehe Abb. 4); B-Lymphozyten hingegen sind für die Antikörperproduktion erforderlich (siehe Abb. 5).

Antikörper sind lösliche, kleine Moleküle, die körperfremde Eindringlinge bekämpfen (Bakterien, Viren, Pilze). Sie binden sich an diese und machen sie somit unschädlich.

Wie Abwehrzellen reifen

Eine einzelne Zelle der erworbenen Immunabwehr, ein Lymphozyt, kann nur ein genau bestimmtes Antigen erkennen beziehungsweise unschädlich machen. Dies bedeutet aber auch, dass ein Lymphozyt eine Vielzahl gleichartiger Erreger, die alle dieses genau bestimmte Antigen besitzen, vernichten kann. Durch diese einzigartige Fähigkeit ist es möglich, dass im ganzen Körper Erreger erkannt beziehungsweise gezielt unschädlich gemacht werden. Um dieses ganz bestimmte Antigen erkennen zu können, hat die Zelle an ihrem Äußeren Bindungsstellen (Rezeptoren) für genau dieses Antigen.

Diese Rezeptoren „reifen", was die T-Zellen betrifft, in der Thymusdrüse. Jeder Lymphozyt erhält dort zufällig genau einen Rezeptor und kann somit genau ein Antigen erkennen. Die Zelle darf den Thymus erst dann verlassen, wenn sicher ist, dass dieser Rezeptor keine körpereigenen Antigene bindet. Weist ein Lymphozyt einen Rezeptor auf, der körpereigene Antigene bindet, so wird dieser Lymphozyt in den meisten Fällen im Thymus abgetötet. Dies ist äußerst bedeutsam. Würden diese Zellen nicht abgetötet und würden sie den Thymus verlassen, so würden sie durch körpereigenes Material fortlaufend aktiviert; sie würden eine Immunreaktion gegen den eigenen Körper einleiten und ihn schädigen. Eine Autoimmunerkrankung wäre die Folge.

Bei B-Lymphozyten ist es sehr ähnlich; auch sie können zufällig genau einen ganz bestimmten Antikörper bilden. Ist dieser Antikörper jedoch gegen körpereigene Strukturen gerichtet, so gehen diese B-Lymphozyten normalerweise noch im Knochenmark zugrunde.

Unter normalen Umständen gelangen also weder B- noch T-Lymphozyten ins Blut, die Strukturen (Antigene) des eigenen Körpers erkennen.

Die erworbene und angeborene Abwehr arbeiten zusammen

Die angeborene und erworbene Immunabwehr arbeiten nicht unabhängig voneinander, sondern eng zusammen. Damit T-Lymphozyten in der gewünschten Weise reagieren können, muss ihnen das Antigen in einer bestimmten Form präsentiert, „gezeigt", werden. Hierfür sind Zellen der angeborenen Abwehr zuständig, insbesondere die Makrophagen und die mit ihnen verwandten dendritischen Zellen. Auch B-Lymphozyten sind hierzu in der Lage. Wegen dieser Funktion werden Makrophagen, dendritische Zellen und B-Lymphozyten auch als professionelle Antigen präsentierende Zellen bezeichnet. Alle drei Zelltypen nehmen Bakterien oder anderes Material auf, zerlegen es und „zeigen" es den Rezeptoren der T-Lymphozyten. Erst dies aktiviert die T-Abwehrzellen und es kommt zur Ausschüttung von Zytokinen. Dies sind chemische Botenstoffe, die wiederum Zellen des Immunsystems, aber auch sonstige Körperzellen aktivieren. Infolgedessen werden zum Beispiel vermehrt Antikörper von B-Zellen produziert, Erreger effektiver bekämpft oder die Abwehrleistung überhaupt erst

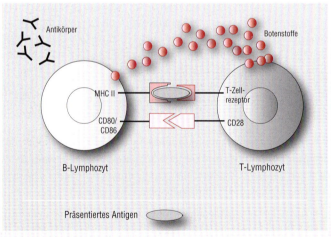

Abbildung 5: Zusammenspiel von B- und T-Lymphozyten. Der B-Lymphozyt wird durch den T-Lymphozyten aktiviert. Der B-Lymphozyt präsentiert einen Teil eines Bakteriums; der passende T-Lymphozyt tritt mit dem B-Lymphozyten in Kontakt und schüttet Botenstoffe aus. Beides führt zur Produktion von Antikörpern, die Bakterien unschädlich machen können.

begonnen (siehe Abb. 5). Durch diese übergreifenden Abläufe kann die Immunabwehr auf sehr verschiedene Angriffe effektiv reagieren.

Wenn ein Makrophage oder eine dendritische Zelle ein Antigen „zeigt", gibt die T-Zelle Botenstoffe ab, um die Infektionsabwehr zu organisieren (siehe Abb. 6).

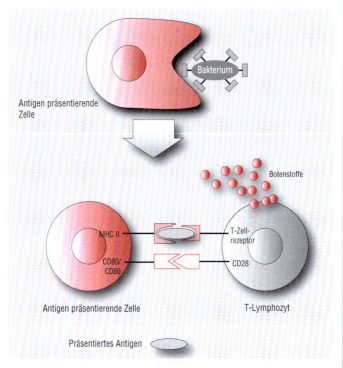

Abbildung 6: Interaktion zwischen Antigen präsentierender Zelle (APZ) und T-Lymphozyt. Die Antigen präsentierende Zelle zeigt dem T-Lymphozyten einen bestimmten Teil (Antigen) des Bakteriums und aktiviert die Blutzelle damit. Diese ist nun informiert, dass sich das Bakterium im Körper befindet, und schüttet Botenstoffe aus, die die Infektionsabwehr organisieren.

4.2 Autoimmunität und Autoimmunerkrankungen

Das Immunsystem unterscheidet zwischen fremd und selbst

Um zu verstehen, was Autoimmunität ist, muss zunächst einiges über die Aufgaben des Immunsystems erläutert werden. Die wichtigste Aufgabe nach heutigem Verständnis ist die Selbst-/Fremd-Unterscheidung. Dies bedeutet, dass körpereigene Abwehrzellen in der Lage sind, zwischen körperfremden und körpereigenen Geweben und Zellen zu unterscheiden. In der Regel werden Gewebe, die als „Selbst" erkannt werden, nicht durch die körpereigene Abwehr angegriffen. Es gibt allerdings einige Ausnahmen; so werden zum Beispiel durch Viren oder auch durch Krebs veränderte Zellen regelmäßig abgetötet. Das Immunsystem kann also zwischen gesunden eigenen Zellen und kranken eigenen Zellen unterscheiden.

Gibt es Fehler in dieser Erkennung, können Abwehrzellen körpereigenes, gesundes Gewebe schädigen und zerstören. Eine Autoimmunerkrankung kann die Folge sein. Was sind aber nun die Mechanismen, die uns vor einer solchen Erkrankung schützen und dafür sorgen, dass in der Regel unser eigener Körper vom Immunsystem geschützt wird und keinen Schaden nimmt?

Warum greift uns unser eigenes Immunsystem in der Regel nicht an?

Für die Selbst-/Nichtselbst-Unterscheidung sind verschiedene Vorgänge wichtig. Es werden laufend Abwehrzellen gebildet, auch solche, die gegen körpereigene Zellen und Gewebe gerichtet sind. Das gezielte Abtöten dieser Zellen im Thymus oder im Knochenmark bewahrt den Menschen davor, dass sich das Immunsystem gegen den eigenen Körper richtet. Dieser Mechanismus wird zentrale Toleranz genannt.

Trotzdem kommt es gelegentlich vor, dass Zellen, die körpereigene Zellen angreifen können, den Thymus oder das Knochenmark verlassen. Hier greift die „periphere Toleranz". Im Grunde genommen bedeutet dies, dass die gegen den eigenen Körper gerichteten Zellen nicht angemessen aktiviert werden: Lymphozyten benötigen für eine Aktivierung mehrere Signale, die bei der Erkennung (Präsentation) von Antigenen an die Lymphozyten übermittelt werden. Wie vorher beschrieben wurde, wird die Präsentation unter anderem auch durch Zellen des angeborenen Immunsystems vorgenommen, zum Beispiel Makrophagen. Die Makrophagen stellen den Lymphozyten ein Stück des Erregers, sein „Namensschild" (Antigen), zur Verfügung und präsentieren es. Neben der Präsentation muss den Lymphozyten durch die Makrophagen gleichzeitig ein zweites Signal übermittelt werden; dieses gibt – vereinfacht gesagt – entweder den Lymphozyten grünes Licht oder stoppt die Immunreaktion sofort. Dieses zweite Signal wird auch als „Kostimulation" bezeichnet. Fehlt dieses zweite Signal komplett oder wird ein „Stopp!" übermittelt, verfällt die gegen den eigenen Körper gerichtete Abwehrzelle in eine Art Ruhezustand oder begeht Selbstmord (Apoptose). Periphere Toleranz kann auch durch „regulatorische" Zellen erzeugt werden. Diese können durch direkten Kontakt oder auch durch Botenstoffe eine Aktivierung verhindern.

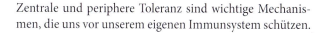

> Zentrale und periphere Toleranz sind wichtige Mechanismen, die uns vor unserem eigenen Immunsystem schützen.

Gestörte Toleranz kann zur Erkrankung führen

Funktionieren die Mechanismen der zentralen und/oder peripheren Immuntoleranz nicht richtig, kann es vorkommen, dass Lymphozyten, die gegen körpereigene Strukturen gerichtet sind, aktiviert werden. Entsprechend heißen diese Zellen autoreaktive Lymphozyten und die Antikörper werden Autoantikörper genannt. Am sinnvollsten wäre es bei einer Autoimmunerkrankung, wenn sich die körpereigene Immuntoleranz wiederherstellen ließe. Leider ist dies und eine damit verbundene Heilung der Autoimmunerkrankung heute in den meisten Fällen nicht möglich. Ansätze für eine Wiederherstellung der Immuntoleranz könnten durch eine Stammzelltransplantation oder ähnliche experimentelle Verfahren in der Zukunft möglich werden. Im Regelfall wird deshalb heute das Immunsystem zur Therapie der Autoimmunerkrankungen unterdrückt (Immunsuppression). Dies kann natürlich nicht das Problem an seiner Ursache bekämpfen, sondern nur die Symptome der Erkrankung eindämmen. Trotzdem ist diese immunsuppressive Therapie heute in den meisten Fällen erfolgreich und nicht selten sogar lebensrettend.

5 Allgemeine Therapieprinzipien bei Vaskulitiden und Kollagenosen

Wegen der Komplexität und den unterschiedlichen Ursachen dieser Erkrankungen, die zumeist im Detail noch nicht verstanden sind, sind die Therapieansätze sehr vielschichtig und individuell. Das Behandlungsziel aber ist bei allen Erkrankungen, ganz gleich welcher Form, identisch. Die Schmerzen sollen gelindert und das Fortschreiten der Erkrankung soll verhindert oder zumindest verlangsamt werden, um so die Lebensqualität zu verbessern und zu sichern.

Es gibt zurzeit eine Reihe von medikamentösen Therapiemöglichkeiten zur längerfristigen Behandlung der Grunderkrankungen, immer mit dem Ziel einer verbesserten Lebensqualität. Die Grundlage der Therapie besteht, wie schon im vorherigen Kapitel diskutiert, in einer Unterdrückung des Immunsystems durch Medikamente. Einen Überblick der zur Verfügung stehenden Basissubstanzen zeigt Tabelle 2. Es muss aber betont werden, dass in aller Regel Kortison die Basis der immunsuppressiven Therapie darstellt und die Wirksamkeit der Basisimmunsuppressiva meist nur in Kombination mit Kortison belegt ist. Durch diese Kombination kann die Vermehrung (Proliferation) und die Aktivierung von krankheitsauslösenden Lymphozyten und Entzündungszellen unterdrückt werden.

> Die Kombination eines Basisimmunsuppressivums mit Kortison ist Therapiestandard für viele Vaskulitiden und Kollagenosen.

Tabelle 2: Basisimmunsuppressiva

Medikament	Gegenanzeigen	Nebenwirkungen
Azathioprin	- Leber-, Knochenmarkschäden - schwere Infekte	- gelegentlich grippeähnliche Symptome, Fieber
Ciclosporin		- Diabetes mellitus - Infekte - Nierenfunktionsstörung - Bluthochdruck
Cyclophosphamid	- Schwangerschaft/ Stillzeit	- Knochenmarkdepression - Infektion - Übelkeit - Haarausfall
Hydrochloroquin/ Chloroquin		- Sehstörungen - Leberveränderungen - Blutbildveränderungen - Hautausschlag
Kortison		- Diabetes mellitus - Osteoporose - Hautveränderungen
Leflunomid	- bösartige Tumoren - Schwangerschaft/ Stillzeit	- Blutdruckanstieg - Haarausfall
Mycophenolsäure	- Schwangerschaft/ Stillzeit	- allergische Reaktionen - akute Erkrankungen des Magen-Darm-Trakts
Methotrexat	- Alkoholmissbrauch - Niereninsuffizienz - Schwangerschaft/ Stillzeit	- Lebererkrankung - Infektion - Übelkeit - Haarausfall
Tacrolimus		- Diabetes mellitus - Infekte - Nierenfunktionsstörung - Bluthochdruck

Überwachungsparameter	Zu beachten
- Blutbild (Differenzialblutbild, Thrombozyten) - Leberwerte - Kreatinin, Urinstatus	- Kombination mit Allopurinol vermeiden
- Blutzucker - Blutbild - Nierenwerte - Blutdruck	- kein Stillen möglich - Spiegelmessung bei höherer Dosis
- Infektzeichen - Urinstatus, -sediment - Blutbild	- Empfängnisverhütung - Kumulativdosis (Langzeittoxizität) - Uromitexan®(Mesna)-Prophylaxe - Flüssigkeitszufuhr - gegebenenfalls vor Beginn der Therapie Eizellen oder Sperma konservieren
- Augenhintergrunduntersuchung - Leberwerte - Blutbild	- regelmäßige augenärztliche Kontrolluntersuchungen
- Blutzucker - Blutdruck	- Vitamin D
- Leberwerte - Blutbild	- Ausscheidung über die Galle - Halbwertszeit 2 Wochen (Abbauprodukte im Blut noch bis zu einem Jahr nach Absetzen) - Auswaschen mit Colestyramin vor Schwangerschaft
- Blutbild	
- Blutbild, Leberwerte - Kreatinin	- Methotrexat-Pneumonitis - Methotrexat-Leberzirrhose - Empfängnisverhütung - Folsäuregabe
- Blutzucker - Blutbild - Nierenwerte - Blutdruck	- regelmäßige Spiegelkontrollen

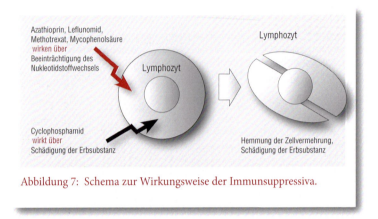

Abbildung 7: Schema zur Wirkungsweise der Immunsuppressiva.

> Alle Immunsuppressiva führen als Nebenwirkung zu einer erhöhten Infektneigung! Fieber und andere Infektionszeichen unter immunsuppressiver Therapie müssen sehr ernst genommen werden und es muss unverzüglich ärztlicher Rat eingeholt werden.

5.1 Kortikosteroide (Kortison, Prednison)

Wirkungsweise

Kortison ist ein lebenswichtiges körpereigenes Hormon, das vor allem in den Morgenstunden aus der Nebennierenrinde ausgeschüttet wird. Es gehört zur Gruppe der Glukokortikoide. Kortison greift unspezifisch in das Immunsystem ein. Es wirkt über ganz verschiedene Mechanismen immunsuppressiv; die neuesten Forschungsergebnisse gehen davon aus, dass sein Hauptwirkort der Zellkern der Abwehrzelle ist. Im Zellkern verhindert Kortison die Produktion von Botenstoffen, die zur Abwehrreaktion unbedingt erforderlich sind.

Dosierung, Anwendung

Kortison ist in verschiedenen Darreichungsformen und Präparaten zu erhalten. Kortison ist nicht gleich Kortison; es gibt unterschiedliche Produkte, die verschieden stark wirksam sind. Prednison, Prednisolon oder Methylprednisolon sind chemisch hergestellte Kortikosteroide, die statt des körpereigenen Kortisons in der Therapie verwendet werden, da sie um ein Vielfaches stärker immunsuppressiv wirken als Kortison in derselben Dosierung. In hoher Dosierung werden Kortikosteroide zur Behandlung eines akuten Schubs einer Erkrankung eingesetzt. Diese Therapie muss unter engmaschiger Überwachung oder sogar im Krankenhaus erfolgen. In niedriger Dosis werden Kortikosteroide in der Langzeittherapie eingenommen.

In diesem Buch schreiben wir zur Vereinfachung aber von Kortison-Therapien, womit genau genommen eine Prednison-, Prednisolon- oder Methylprednisolon-Therapie gemeint ist.

> In der Therapie von Autoimmunerkrankungen wird statt des körpereigenen Kortisons meist Prednison oder Methylprednisolon eingesetzt. In diesem Buch benutzen wir trotzdem den Ausdruck „Kortison-Therapie"!

Glukokortikoide beziehungsweise Kortison werden sowohl zur Erhaltung ruhender Krankheitsphasen als auch zur Unterdrückung aktiver Krankheitsschübe benutzt, dann allerdings häufig in Kombination mit anderen Medikamenten. Glukokortikoide sind „Allrounder" und gehören zur Basistherapie fast aller Vaskulitiden und Kollagenosen. Der große Vorteil der Glukokortikoide gegenüber den meisten Basisimmunsuppressiva ist ihr rascher Wirkeintritt, meist schon nach ein bis zwei Tagen. Man könnte sie daher auch als „Feuerwehr" unter den Immunsuppressiva bezeichnen. Ob man täglich Kortison einnehmen muss oder eine Hochdosis-Kortison-Therapie erhält, entscheidet Ihr behandelnder Arzt. Müssen Sie Ihr Kortison täglich einnehmen, sollten Sie dies möglichst morgens tun; dies entspricht dem natürlichen Rhythmus des Körpers am besten. Denn um diese Tageszeit ist die körpereigene Kortisonausschüttung am höchsten.

Nebenwirkungen

Kortison ist ein wirkungsvolles entzündungshemmendes Mittel, das in vielen Fällen einfach ohne Alternativen ist. Es können viele und verschiedene Nebenwirkungen auftreten, die aber nur dann zur Geltung kommen, wenn Kortison lange und hoch dosiert eingenommen wird. Als Dosierungsgrenze gelten 5–7,5 mg Prednison pro Tag. Unterhalb dieser sogenannten Cushing-Schwelle ist nur mit wenigen Nebenwirkungen zu rechnen. Die Angst vieler Patienten vor Kortison ist deshalb weitgehend unbegründet; der Körper selbst produziert täglich Glukokortikoide, die ca. 7,5 mg Prednison entsprechen. Trotzdem müssen die wichtigsten Nebenwirkungen besprochen werden, damit Sie in der Lage sind, Prophylaxe zu betreiben und Nebenwirkungen Ihrer Medikation zuverlässig zu erkennen.

> Unterhalb der sogenannten Cushing-Schwelle ist bei einer Kortison-Therapie nur mit wenigen Nebenwirkungen zu rechnen!

Ein Risiko ist die erhöhte Infektionsgefährdung. Aufgrund der Unterdrückung des Immunsystems können sich Krankheitserreger einfacher im Körper niederlassen und ihr Unwesen treiben. Schon beim kleinsten Verdacht auf eine Infektion (Fieber, Brennen beim Urinieren, Abgeschlagenheit etc.) muss ein Arzt aufgesucht werden! Jeder harmlos beginnende Infekt kann größere, schwere Ausmaße annehmen.

Unter der Langzeittherapie mit Kortison ist die Wahrscheinlichkeit hoch, an Osteoporose (= Knochenerweichung) zu erkranken. Insbesondere trifft dies für Frauen nach den Wechseljahren zu. Bei Osteoporose entkalken die Knochen und die Bruchgefahr steigt rapide an. Griffe und rutschfeste Bodenbeläge können im Wohnbereich die Sturzgefahr senken. Durch eine ausgewogene und bewusste Ernährung und regelmäßige körperliche Bewegung können Sie dem entgegenwirken. Es sollte darauf geachtet werden, dass ca. 1 g Kalzium täglich über die Nahrung zugeführt wird, sofern keine chronische Nierenerkrankung besteht. Kalzium ist vor allem in Milchprodukten enthalten. Zusätzlich wird in der Regel Vitamin D eingenommen oder es werden gar knochenstabilisierende Medikamente (z. B. Bisphosphonate) empfohlen. Sowohl Vitamin D als auch die knochenstabilisierende Medikation sollten ärztlich verordnet werden.

Magengeschwüre treten unter Kortison-Therapie häufiger auf. Dies hängt damit zusammen, dass die Wundheilung insgesamt verlangsamt ist. Kleine, zunächst harmlose Risse in der Magenschleimhaut können sich unter ungünstigen Umständen mit der Zeit zum Geschwür entwickeln. Besonders die gleichzeitige Einnahme von Schmerzmitteln aus der Klasse der „nichtsteroidalen Antirheumatika, NSAR" wie zum Beispiel Ibuprofen, Meloxicam, Diclofenac, Aspirin etc. fördert die Entwicklung eines Geschwürs. Sie sollten mit Ihrem Arzt Rücksprache halten, falls Sie solche Mittel regelmäßig einnehmen. Hilfreich kann ein Magenschutz, ein „Protonenpumpenhemmer" sein. Dieser verändert den Säuregehalt des Magensaftes und macht diesen weniger aggressiv.

Kortison beeinflusst die Stoffwechsellage des Körpers. Das Hormon erhöht dauerhaft den Fett- und Blutzuckerspiegel. So kann sich insbesondere ein Diabetes entwickeln. Häufiges Wasserlassen und ein unstillbarer Durst können die ersten Anzeichen sein. Lassen Sie regelmäßig Ihren Blutzucker bestimmen, damit ein eventueller Diabetes rechtzeitig erkannt wird. Des Weiteren ist auch die Ernährung wichtig. Eine zucker- und fettarme Ernährung kann die Diabetesentwicklung verzögern oder auch verhindern. Eine bewusste Ernährung kann auch die Fettwerte im Zaum halten, die unter Behandlung erhöht sind.

Schwierig ist dies durch den sehr häufig gesteigerten Appetit. Dieser führt zur Gewichtszunahme, auch Wassereinlagerungen haben einen Anteil daran. Diese Wassereinlagerungen können gleichzeitig einen Bluthochdruck bedingen. Den Wassereinlagerungen können Sie entgehen, indem Sie die Salzzufuhr einschränken, da Salz Wasser im Körper hält. Gelingt es nicht, den Blutdruck durch eine Einschränkung der Salzzufuhr zu senken, muss dies medikamentös geschehen.

Der graue und auch der grüne Star als Nebenwirkung der Kortisonbehandlung darf nicht unerwähnt bleiben. Regelmäßige Kontrollen beim Augenarzt zur Früherkennung sind wichtig.

> Regelmäßige ärztliche Untersuchungen und aufmerksame Selbstbeobachtung sind zur Früherkennung kortisonbedingter Nebenwirkungen notwendig!

Für den Körper sind Glukokortikoide lebenswichtig. Durch die medikamentöse Behandlung stellt der Körper die Produktion schrittweise ein. Sie müssen sich daher strikt an die vorgegebenen Dosierungen halten. Ändern Sie NIEMALS ohne Rücksprache die Einnahmemenge, setzen Sie NIEMALS eigenmächig Kortison ab! Dies kann lebensbedrohlich sein, da eine Kortison-Entwöhnung immer schrittweise und unter ärztlicher Überwachung erfolgen muss. Es muss zuerst die körpereigene Hormonproduktion wieder in Gang gesetzt werden, bevor Sie ohne Kortisonpäparate leben können.

> Setzen Sie niemals eigenmächtig Kortison ab!

5.2 Chloroquin/Hydroxychloroquin

Wirkungsweise

Chloroquin und Hydroxychloroquin sind Präparate, die aus der Malariabehandlung seit Langem bekannt sind. Später wurde entdeckt, dass diese Präparate zur Behandlung von Hautschädigungen beim systemischen Lupus erythematodes und von Gelenkbeschwerden bei rheumatologischen Erkrankungen eingesetzt werden können. Die Wirkmechanismen der Chloroquin-Präparate sind auch heute noch nicht völlig aufgeklärt. Ein Teil der Wirkung wird verursacht durch die Blockade von sogenannten „Toll-like"-Rezeptoren auf dendritischen Zellen. Dadurch wird die Freisetzung von Interferon alpha gehemmt, das z. B. an der Entstehung des systemischen Lupus erythematodes beteiligt ist. Zusätzlich kommt es zu einer Hemmung der Produktion weiterer Entzündungsbotenstoffe.

Dosierung, Anwendung

Chloroquin und Hydroxychloroquin werden vor allem beim systemischen Lupus erythematodes eingesetzt. Sie können dabei auch mit einem „klassischen Immunsuppressivum" wie Azathioprin kombiniert werden, dessen Dosis dann im Verlauf nach und nach reduziert werden kann. Auch eine Kombination mit Kortison kann Erfolg versprechend sein. Generell kann erst nach etwa 6 Monaten entschieden werden, ob eine Chloroquin-Therapie erfolgreich ist, da der Wirkungseintritt erst spät erfolgt. Chloroquin wird in einer Dosis von 125–250 mg, einmal pro Tag, eingenommen, Hydroxychloroquin in einer Dosis von 200–400 mg pro Tag. Die Dosis richtet sich nach dem Körpergewicht des Patienten. Bei einer höheren Dosis treten häufiger Nebenwirkungen an den Augen auf.

Nebenwirkungen

Die wesentlichsten Nebenwirkungen einer Therapie mit Chloroquin und Hydroxychloroquin betreffen die Augen. Es können Störungen an der Augennetzhaut, Einlagerungen in die Hornhaut und Störungen des Farbensehens auftreten (Frühsymptom: Störung des Rotsehens!). Augenärztliche Kontrollen müssen jährlich, bei Sehstörungen auch häufiger erfolgen. Als weitere Nebenwirkung können Hautveränderungen auftreten, vor allem nach Sonnenbestrahlung. Seltener zeigen sich Leberfunktionsstörungen und Blutbildveränderungen. In der Schwangerschaft sollte bei Patientinnen mit einem systemischen Lupus erythematodes die Therapie mit Chloroquin beziehungsweise Hydroxychloroquin fortgesetzt werden, da das Risiko für einen Schub hierdurch reduziert wird.

Unter einer Therapie mit Chloroquin/Hydroxychloroquin müssen regelmäßig augenärztliche Kontrollen erfolgen!

5.3 Azathioprin

Wirkungsweise

Azathioprin wurde 1959 von Elion und Hitchings entdeckt und weiterentwickelt. Dafür erhielten sie 1988 den Nobelpreis für Medizin. Azathioprin wurde erstmals in den 1960er-Jahren erfolgreich in der Therapie nach Herz- und Nierentransplantationen etabliert.

Azathioprin wird erst nach Eintritt in die Zelle in die wirksame Form 6-Mercaptopurinribonucleotid umgewandelt. Diese Substanz hemmt die Purinsynthese der Zellen. Die Purinsynthese ist essenziell für jede Zelle, da Purin eine bedeutende Rolle in der Herstellung der menschlichen Erbsubstanz spielt. Azathioprin greift somit in lebenswichtige Stoffwechselsysteme der Zellen ein und beeinträchtigt ihre Funktion. Vorwiegend betrifft dies die Blutkörperchen und über die weißen Blutkörperchen also auch fast alle Zellen des Immunsystems.

Dosierung, Anwendung

Azathioprin findet eine breite Anwendung bei einer Vielzahl von Autoimmunerkrankungen. Durch Azathioprin kann man einen Kortison sparenden Effekt erzielen, das heißt, in der Kombination von Azathioprin und Kortison kann die Kortison-Therapie häufig in einer sehr niedrigen Dosis erfolgen. Somit lassen sich auch die Nebenwirkungen verringern. Je nach Erkrankung wird eine Dosis von 1–2,5 mg/kg Körpergewicht empfohlen. Bei schwerer Niereninsuffizienz sollte die Dosis etwas reduziert werden. Wenn Azathioprin in Form von Tabletten in der angegebenen Dosis verabreicht wird, ist eine Wirkung frühestens nach 4–8 Wochen zu erkennen. Bei sehr akuten Erkrankungen wird Azathioprin neuerdings hoch dosiert als Infusion eingesetzt (Gabe von 1–2 g pro Infusion).

Nebenwirkungen

Zu den für Azathioprin spezifischen Nebenwirkungen gehören Entzündungen der Bauchspeicheldrüse, Gallengangsstauungen und Blutbildveränderungen (Leukopenie). Deshalb sind regelmäßige Kontrollen der Leberwerte und des Blutbildes unter einer Azathioprin-Therapie notwendig. Obwohl in den meisten Beipackzetteln von Azathioprin-Präparaten erwähnt ist, dass man das Medikament in der Schwangerschaft nicht einnehmen sollte, gilt Azathioprin als sicheres Medikament in der Schwangerschaft. Deshalb wird Azathioprin bei Frauen nach einer Nierentransplantation oder bei vormals schwer verlaufenen Vaskulitiden oder Kollagenosen, die eine dauernde Immunsuppression benötigen, neben Prednison und Ciclosporin A als Mittel der Wahl bei einer geplanten Schwangerschaft angesehen. Dennoch sollte die Einnahme in enger Abstimmung mit dem betreuenden Internisten und Gynäkologen erfolgen.

Die Kombination von Azathioprin mit Allopurinol oder mit Febuxostat (Mittel gegen erhöhte Harnsäure bzw. Gicht) ist nicht erlaubt. Auch die Gabe von Sulfonamid-Antibiotika (Bactrim, Cotrim) kann problematisch sein, da es zu einer Verstärkung der Azathioprin-Wirkung (und damit auch der -Nebenwirkungen) kommen kann. Eine aktive Immunisierung mit Lebendimpfstoff sollte während der Therapie mit Azathioprin nicht durchgeführt werden.

> Die Kombination von Azathioprin mit Allopurinol oder mit Febuxostat ist nicht erlaubt, da zu viele Nebenwirkungen auftreten!

5.4 Cyclophosphamid

Wirkungsweise

Cyclophosphamid (Endoxan®) gehört zu der Gruppe der Alkylanzien. Dies sind Medikamente, die die Zellvermehrung hemmen, indem sie DNA-Stränge vernetzen. 1958 wurde Cyclophosphamid erstmals in der Tumortherapie eingesetzt. Dort wird Cyclophosphamid auch heute noch schwerpunktmäßig verwendet. Cyclophosphamid wird oral und intravenös verabreicht und zu etwa 90 Prozent in der Leber verstoffwechselt. Durch die Hemmung der Zellvermehrung sind vor allem Zellen betroffen, die sich schnell und häufig teilen. So werden in erster Linie lymphatische Zellen unterdrückt; dies betrifft sowohl B- als auch T-Zellen. Diese beiden Zelltypen, insbesondere die B-Zellen, reagieren sehr empfindlich auf Cyclophosphamid. Zusammenfassend lässt sich sagen, dass Cyclophosphamid zytotoxisch, das heißt zellschädigend, auf viele Komponenten wirkt, die zum Immunsystem gehören und die an Entzündungsreaktionen beteiligt sind.

Dosierung, Anwendung

Cyclophosphamid kann entweder als Infusion (Bolustherapie) in Abständen von 2–4 Wochen oder täglich als Tablette verabreicht werden. Wir bevorzugen im Regelfall die Infusionstherapie, da die therapeutische Wirkung ähnlich der täglichen Gabe als Tablette ist, die Nebenwirkungen jedoch etwas geringer ausfallen. Die Dosierung bei einer Cyclophosphamid-Infusion beträgt zunächst bei nierengesunden Patienten 15–20 mg/kg Körpergewicht, bei Niereninsuffizienz 10–15 mg/kg Körpergewicht. Diese Therapie wird in der Regel im Krankenhaus durchgeführt. Sieben, zehn und vierzehn Tage nach der Infusion sollte das Blutbild kontrolliert werden. Wenn die weißen Blutkörperchen zu stark abfallen, besteht eine erhöhte Infektionsgefahr und die Dosis des Cyclophosphamids sollte bei der nächsten Infusion niedriger gewählt werden. Ein Schema, bei dem 500 mg Cyclophosphamid alle 14 Tage infundiert werden, hat sich sehr in der Therapie des systemischen Lupus erythematodes bewährt, wenn die Nieren sehr stark mitbetroffen sind.

Nebenwirkungen

Das Nebenwirkungsprofil von Cyclophosphamid unterscheidet sich wesentlich von anderen immunsuppressiv wirkenden Zytostatika. Eine spezifische Nebenwirkung des Cyclophosphamids ist die blutige Blasenentzündung, auch hämorrhagische Zystitis genannt. Daher sollte unter der Therapie regelmäßig der Urin kontrolliert werden. Zur Vorbeugung werden eine vermehrte Flüssigkeitszufuhr und die Gabe von Uromitexan® (Mesna) zum Blasenschutz empfohlen. Mit einer längerfristigen Cyclophosphamid-Therapie steigt das Risiko bösartiger Erkrankungen, sowohl im blutbildenden System als auch bei einzelnen Organen. Dies betrifft insbesondere die Blase.

Bei Blutbeimengungen im Urin dringend den behandelnden Arzt aufsuchen!

Deshalb ist eine Tumorvorsorge, inklusive Blutbildkontrollen, bei Patienten, die mit Cyclophosphamid behandelt werden, lebenslang erforderlich. Eine zuverlässige Empfängnisverhütung muss mindestens über einen Zeitraum von drei Monaten nach einer Cyclophosphamid-

Behandlung erfolgen, da es sonst bei Schwangerschaften vermehrt zu Missbildungen kommen kann. Eine Therapie mit Cyclophosphamid kann zur Unfruchtbarkeit führen, die manchmal dauerhaft ist. Dieser Punkt muss gerade mit jungen Patienten ausführlich besprochen werden. Bei jungen Männern übernimmt die Krankenkasse meist die Kosten für eine Spermienlagerung. Bei Frauen kann man mit Hormonspritzen vielfach vorbeugen. Durch diese schwerwiegende Nebenwirkung des Cyclophosphamids gibt es Bestrebungen andere Therapien einzusetzen. Beim schwerem systemischem Lupus erythematodes mit Nierenbeteiligung hat sich gezeigt, dass zum Beispiel Mycophenolsäure (CellCept®) in therapeutischer Hinsicht mindestens gleichwertig ist und zudem weniger Nebenwirkungen auftreten. Auch für andere Erkrankungen gibt es Bestrebungen, Cyclophosphamid als Therapiestandard zu ersetzen.

Cyclophosphamid wird aufgrund seiner Nebenwirkungen bei den rheumatisch-immunologischen Erkrankungen nur bei schweren Verlaufsformen und komplexen Organbeteiligungen empfohlen.

Cyclophosphamid wird trotz seiner Nebenwirkungen weiterhin bei fast allen lebensbedrohlichen Vaskulitiden und Kollagenosen eingesetzt!

5.5 Methotrexat

Wirkungsweise

Methotrexat (MTX) ist ein Folsäureantagonist, der die Bildung einiger DNA-Bausteine verhindert und somit die Funktion immunkompetenter Zellen einschränkt, bis hin zum Zelltod dieser Zellen. Diese Wirkung macht man sich vor allem in der Krebstherapie zum Beispiel beim Brustkrebs zunutze, wo sehr hohe Dosen verwendet werden (High-dose-MTX-Therapie). Der antirheumatische Effekt beruht in erster Linie auf einer Unterdrückung der Produktion, beziehungsweise der Aktivität von Interleukinen. Die Interleukine gehören zu den Zytokinen. Dies sind Botenstoffe im Immunsystem, die von Leukozyten gebildet werden. Die Interleukine, zum Beispiel Il-1 und Il-2, die davon hauptsächlich betroffen sind, fördern Entzündungsreaktionen. Der hemmende Einfluss auf die Interleukine erklärt die antiinflammatorische (antientzündliche) Wirkung der Substanz. Sie hemmt des Weiteren die Antikörperproduktion und senkt die Serumspiegel von Rheumafaktoren.

Dosierung, Anwendung

Methotrexat wird in niedrigen Dosen, meistens einmal pro Woche, als Tabletten oder subkutan verabreicht. Diese Therapieform bei den Vaskulitiden, wo zwischen 5 und 25 mg pro Woche verabreicht werden, wird als Low-dose-MTX-Therapie bezeichnet.

Nebenwirkungen

Unter Low-dose-Methotrexat-Therapie kommt es im Gegensatz zur High-dose-Therapie nur sehr selten zu einer Knochenmarksuppression und zu toxischen Wirkungen an den Schleimhäuten. Gelegentlich kommt es zu einer vorübergehenden Übelkeit am Einnahmetag. Auch über einen vermehrten Haarausfall wird hin und wieder von Patienten berichtet, allerdings muss nur selten die Therapie deshalb abgebrochen werden.

Methotrexat sollte bei einer Einschränkung der Nierenfunktion nicht gegeben werden. Dies liegt daran, dass Methotrexat selbst nierentoxisch sein kann und zudem überwiegend über die Niere ausgeschieden wird. Daher ist Methotrexat bei einem Serumkreatinin über 2 mg/dl und/oder einer glomerulären Filtrationsrate unter 30 ml/min kontraindiziert.

Methotrexat wirkt erst 4–8 Wochen nach Therapiebeginn und ist, wenn es gut vertragen wird, für eine Langzeittherapie über mehrere Jahre geeignet. Methotrexat ist ein hochwirksames Medikament, welches besonders für solche Patienten geeignet ist, die andere Basistherapeutika nicht vertragen oder deren Krankheit mit niedrig dosiertem Kortison nicht mehr behandelbar ist.

5.6 Mycophenolsäure

Wirkungsweise

Die Mycophenolsäure gehört zu der Wirkstoffklasse der Antimetaboliten. Sie greifen in den Stoffwechsel der Erbinformation, also der DNA, ein. Mycophenolsäure hemmt die Produktion von Vorstufen der DNA. Dieses Arzneimittel wirkt fast nur auf weiße Blutkörperchen, besonders auf Lymphozyten. Es behindert die Teilung und somit die Vermehrung dieser Zellen und führt so zu einer verminderten immunologischen Aktivität. Des Weiteren hindert Mycophenolsäure die Immunzellen an der Auswanderung ins Gewebe; so werden Organschäden durch Immunzellen vermindert.

Es gibt zwei annähernd identische Präparate von zwei unterschiedlichen pharmazeutischen Unternehmen: Mycophenolat Mofetil (MMF, CellCept®) und Mycophenol-Natrium (Myfortic®). Die beiden Präparate unterscheiden sich durch die Aufnahme im Darm und die Umwandlung in die aktive Substanz Mycophenolsäure. Bei Vaskulitiden und Kollagenosen sind zurzeit nur Daten mit Mycophenolat Mofetil bekannt, weshalb wir uns in der folgenden Darstellung auf diese Substanz beschränken werden.

Dosierung, Anwendung

In der Regel wird Mycophenolat Mofetil zweimal am Tag in einer Dosis von je 500–1000 mg verabreicht. Zugelassen ist MMF zurzeit nur für die Immunsuppression im Rahmen von Organtransplantationen.

Die Behandlung autoimmuner Erkrankungen liegt deshalb außerhalb der Zulassung, sodass eine besonders ausführliche Aufklärung über die Chancen und Risiken durch den behandelnden Arzt erforderlich ist. Myophenolat Mofetil gilt inzwischen als eine Standardtherapie für Kollagenosen, insbesondere für den systemischen Lupus erythematodes, was auch durch nationale und internationale Therapieleitlinien dokumentiert ist. Eine Studie untersuchte, ob Mycophenolat Mofetil aktive Krankheitsphasen abkürzen oder unterdrücken konnte. Hier wurde beobachtet, dass Mycophenolat Mofetil Cyclophosphamid zumindest ebenbürtig war, dass aber die Therapie mit Mycophenolat Mofetil mit deutlich weniger Nebenwirkungen verbunden war. Die Datenlage zur Anwendung bei den Vaskulitiden, z. B. bei einer Granulomatose mit Polyangiitis, ist derzeit widersprüchlich. Aktuell gilt die Substanz bei den Vaskulitiden im Gegensatz zu den Kollagenosen nicht als Mittel der ersten Wahl zur Therapie akuter Schübe oder in der Langzeittherapie.

Nebenwirkungen

Am häufigsten wird über Bauchschmerzen und Durchfall berichtet. Auch Übelkeit kann auftreten. Schwerwiegende Nebenwirkungen, die unter der Therapie beobachtet werden, sind zum Beispiel Entzündungen der Bauchspeicheldrüse und eine Hemmung der Knochenmarkaktivitäten. Die unerwünschte Wirkung auf das Knochenmark kann sich in einer Blutarmut oder auch in einer Infektanfälligkeit äußern. Ein Einfluss auf den Cholesterinspiegel oder auch den Blutdruck konnte bisher nicht beobachtet werden.

Eine Kombination mit anderen Immunsuppressiva muss sorgfältig abgewogen werden, da Wechselwirkungen bekannt sind; es kann zu einer Verstärkung der Nebenwirkungen kommen. Wechselwirkungen mit empfängnisverhütenden Medikamenten sind nicht bekannt.

In der Schwangerschaft und Stillzeit darf das Medikament auf gar keinen Fall verwendet werden! Es besteht die Gefahr von Fehlbildungen und Behinderungen des werdenden Kindes. Auch behandelte Männer müssen zuverlässig verhüten, da eine Schädigung der Samenzellen nicht ausgeschlossen werden kann.

> Mycophenolsäure-Derivate werden nach der offiziellen Zulassung für diese Indikationen einen neuen Standard für die Therapie von Autoimmunerkrankungen darstellen. Die wichtigsten Nebenwirkungen sind Durchfallerkrankungen und Magen-Darm-Beschwerden.

5.7 Ciclosporin A

Wirkungsweise

Ciclosporin A gehört in die Gruppe der Calcineurininhibitoren, es hemmt also Calcineurin. Calcineurin bewirkt in Lymphozyten die Ausschüttung eines Zytokins, das das Immunsystem aktiviert. Durch die Hemmung des Calcineurins werden die Zellen des Immunsystems weniger stark aktiviert und sie können sich weniger stark vermehren. Ciclosporin A wirkt fast nur auf T-Lymphozyten. Es beeinträchtigt andere Zellen des Immunsystems, insbesondere Granulozyten, nicht.

Dosierung, Anwendung

Es werden verschieden hohe Dosen verabreicht, im Durchschnitt sind es 3–5 mg/kg Körpergewicht pro Tag. Zurzeit fehlen kontrollierte, randomisierte Studien, die eine Überlegenheit von Ciclosporin A gegenüber etablierten Therapieformen beweisen.

> Ciclosporin A wird nicht in einer festen Dosis verabreicht, sondern die Dosierung orientiert sich an den Blutspiegeln. Bevor ein neues Medikament zusätzlich eingenommen wird, muss Rücksprache mit dem Spezialisten gehalten werden, um Unverträglichkeiten so gering wie möglich zu halten.

Es gibt Erfahrungen, dass in der Akuttherapie der Lupusnephritis, das heißt einer Form des systemischen Lupus erythematodes mit Nierenbeteiligung, sowie bei Zytopenien (Zellarmut des Blutes) eine Behandlung mit Ciclosporin A sinnvoll und Erfolg versprechend ist; besonders toxische Medikamente wie zum Beispiel Cyclophosphamid können dadurch eingespart werden.

Einzelfallberichte und kleinere Studien legen auch eine Wirksamkeit bei der Behandlung ANCA-positiver Vaskulitiden nahe. Ciclosporin A kann auch hier beitragen, Cyclophosphamid einzusparen; Ciclosporin A konnte erfolgreich zur Verkürzung und Unterdrückung aktiver Krankheitsphasen und zur Erhaltung ruhender Krankheitsphasen eingesetzt werden. Einzig bei der Behandlung von Vaskulitis-Patienten nach einer Nierentransplantation liegen negative Ergebnisse vor. Die Rückfallquote lag hier bei den Ciclosporin-A-behandelten Patienten höher als bei Patienten, die eine Ciclosporin-A-freie Behandlung erhielten.

Ciclosporin A wirkt nach den bisherigen Erfahrungen nicht Frucht schädigend. Eine Schwangerschaft unter der Behandlung nach ausführlicher individueller Aufklärung durch den behandelnden Arzt ist also grundsätzlich möglich, Stillen muss jedoch unterlassen werden.

> Eine Schwangerschaft unter Ciclosporin-A-Behandlung ist möglich, Stillen jedoch nicht!

Nebenwirkungen

Als relevante Nebenwirkungen sind Nierenschäden, Diabetes mellitus, ein hoher Blutdruck sowie Störungen des Nervensystems zu nennen. Nierenschäden werden besonders häufig nach Langzeitanwendung beobachtet und können bis zum Funktionsverlust der Nieren führen. In Studien mit transplantierten Patienten wird über eine Dialysepflichtigkeit von bis zu 15 Prozent aller behandelten Patienten berichtet. Bis zu 50 Prozent aller Patienten müssen unter einer Therapie mit Ciclosporin A zusätzlich Medikamente gegen einen neu aufgetretenen Bluthochdruck einnehmen. Es kommt außerdem durch Ciclosporin A zu einer Erhöhung der Blutfettwerte und zu einer verstärkten Neigung zur Zuckerkrankheit (Diabetes mellitus). Störungen des Nervensystems können sich in einem Zittern der Arme und Beine (Tremor), in Krampfanfällen oder in Gangstörungen äußern. Häufig ist allerdings nur der Tremor. Unangenehm, besonders für Frauen, ist eine Zunahme der Körperbehaarung (Hirsutismus). Außerdem kann es zu einem auffälligen, übermäßigen Wachstum des Zahnfleisches kommen. Diese beiden letzteren Nebenwirkungen werden insbesondere von jungen Frauen als kosmetisch sehr störend empfunden. Eine gute Option in diesen Fällen ist eine Umstellung der Therapie auf Tacrolimus.

Ciclosporin A ist ein Medikament, das durch den behandelnden Nephrologen oder Rheumatologen ständig kontrolliert werden muss. Routinemäßig sollten die Blutspiegel des Medikaments überprüft werden, da diese erheblich schwanken können, selbst bei gleichbleibenden Einnahmebedingungen. Die Nierenwerte, insbesondere das Kreatinin, sollten ebenfalls regelmäßig kontrolliert werden, damit Nierenschäden erkannt und vermieden werden können. Des Weiteren muss auf die Ernährung und die Einnahme anderer Medikamente geachtet werden. Viele Medikamente sind in der Kombination mit Ciclosporin A unverträglich oder führen zu einer erhöhten Giftigkeit des Ciclosporin A! Besonders johanniskrauthaltige Nahrungsmittel oder Präparate können die Blutspiegel des Medikamentes empfindlich verändern; dasselbe gilt für grapefruithaltige Lebensmittel. Auch bei Antibiotika, Blutdruckmedikamenten, Schmerzmitteln und auch Gichtmitteln müssen Wechselwirkungen beachtet werden. Weisen Sie Ihren Arzt, der Ihnen Medikamente verschreibt, darauf hin, dass Sie mit Ciclosporin A behandelt werden.

> Die Nierenfunktion sowie die Blutspiegel des Ciclosporin A müssen regelmäßig und engmaschig vom behandelnden Arzt kontrolliert werden!
>
> Besonders gefährlich sind pflanzliche oder „naturheilkundliche" Präparate, da deren Inhaltsstoffe häufig nicht definiert sind! Grapefruit und Johanniskraut sollten gemieden werden, da sie den Medikamentenspiegel erheblich beeinflussen.

5.8 Tacrolimus

Wirkungsweise

Tacrolimus gehört ebenso wie sein Vorgänger Ciclosporin A in die Gruppe der Calcineurininhibitoren. Calcineurin bewirkt in Lymphozyten, dass ein Zytokin ausgeschüttet wird, das das Immunsystem aktiviert. Durch Hemmung des Calcineurins werden die Zellen des Immunsystems weniger stark aktiviert und vermehren sich weniger stark. Tacrolimus wirkt im Wesentlichen auf T-Lymphozyten, es beeinträchtigt andere Zellen der Immunabwehr kaum.

Dosierung, Anwendung

Tacrolimus (Prograf®) wird nicht in einer festen Dosis eingenommen; die aktuelle Dosis richtet sich nach den im Blut gemessenen Spiegeln. In der Regel sind zwei einzelne Dosen am Tag von jeweils 1–5 mg notwendig, um einen Blutspiegel von ca. 4–10 ng/ml zu erreichen. Der gewünschte Blutspiegel richtet sich nach der Art und der Aggressivität der Erkrankung und wird von dem behandelnden Spezialisten festgelegt. Das Messen der Blutspiegel ist notwendig, um schwere Nebenwirkungen durch zu hohe Dosierungen beziehungsweise eine unzureichende Wirksamkeit durch eine zu niedrige Dosierung zu vermeiden. Tacrolimus ist jedoch für die Behandlung von Autoimmunerkrankungen nicht zugelassen und kann sicherlich nur in Einzelfällen eingesetzt werden, etwa bei schlechter Verträglichkeit oder unzureichender Wirksamkeit anderer Medikamente. Dieses Medikament ist ein sehr effektives Immunsuppressivum, was aus der Transplantationsmedizin bekannt ist. Hier war eine Tacrolimus-Therapie auch bei schweren Fällen erfolgreich, bei denen alle anderen Therapieoptionen versagt hatten.

Nebenwirkungen

Bei Tacrolimus sind, wie bei Ciclosporin A, Nierenschäden, Diabetes mellitus, ein hoher Blutdruck sowie Störungen des Nervensystems an erster Stelle zu nennen. Nierenschäden werden besonders häufig nach einer längerfristigen Anwendung beobachtet und diese können bis zum Funktionsverlust der Nieren führen. Bei einem Teil der Patienten kommt es als Folge der Behandlung mit Tacrolimus zu einem Bluthochdruck, der mit Medikamenten behandelt werden muss. Bei manchen Patienten (ca. 6 %) entwickelt sich eine Zuckerkrankheit (Diabetes mellitus). Störungen des Nervensystems können sich in einem Zittern der Arme und Beine (Tremor), in Krampfanfällen oder in Gangstörungen äußern. Sehr häufig tritt allerdings nur der Tremor auf. Er ist stark von der verabreichten Dosis beziehungsweise den Blutspiegeln von Tacrolimus abhängig.

Die Nierenfunktion sowie die Blutspiegel von Tacrolimus müssen regelmäßig und engmaschig vom behandelnden Arzt kontrolliert werden! Tacrolimus wird nicht in einer festen Dosis verabreicht, sondern es müssen vorher festgelegte Blutspiegel erreicht werden. Vor der Einnahme jedes neuen zusätzlichen Medikamentes muss dies mit dem Spezialisten besprochen werden, um die Unverträglichkeiten so gering wie möglich zu halten.

5.9 Leflunomid

Wirkungsweise

Leflunomid (Arava®) gehört zu der Gruppe der sogenannten Antimetabolite. Diese Substanz hemmt die Bildung der Erbsubstanz in weißen Blutkörperchen, den Lymphozyten. Als Folge davon können sich diese nicht mehr teilen und bleiben in diesem Zustand. Wenn man dies genauer betrachtet, zeigt sich, dass Leflunomid hemmend auf die Pyrimidinsynthese wirkt. Die aktive Form von Leflunomid hemmt ein Enzym, das für die Pyrimidinsynthese wichtig ist. Pyrimidin ist ähnlich wie Purin ein wichtiger Baustein in der DNA- und RNA-Synthese und es ist ein wichtiger Bestandteil für den Neubau von Zellmembranen der T-Lymphozyten. So werden die Zellteilung, das Zellwachstum und die Vermehrung von T-Lymphozyten gehemmt. Wenn man weiß, dass die Pyrimidinsynthese bei aktivierten T-Lymphozyten um das Sieben- bis Achtfache zunimmt, kann man sich den hemmenden Effekt dieser Substanz noch besser vorstellen.

Dosierung, Anwendung

Leflunomid ist in Deutschland offiziell nur zur Behandlung der rheumatoiden Arthritis und der Psoriasis-Arthritis zugelassen. In Ausnahmefällen und im Rahmen von Studien kann dieses Medikament allerdings auch bei anderen Erkrankungen eingesetzt werden. Sowohl beim systemischen Lupus erythematodes als auch bei der Granulomatose mit Polyangiitis gibt es Anhaltspunkte, dass sich die Beschwerden unter einer Behandlung mit Leflunomid verringern können. Auch zur Sklerodermie gibt es erste Erfahrungen. Hier zeigte sich allerdings nur eine Besserung der Gelenkbeschwerden.

Leflunomid wird in Form von Tabletten eingenommen. Man muss in den ersten Tagen der Behandlung höhere Dosen einnehmen, um einen genügend hohen Blutspiegel zu erreichen. Danach genügen meist Dosen von 20 mg. Die Einnahme ist unkompliziert; es kann sowohl auf nüchternen Magen als auch während der Mahlzeiten eingenommen werden.

Nebenwirkungen

Relevante Nebenwirkungen sind selten, wenn man es mit anderen Medikamenten vergleicht, die bei diesen Erkrankungen eingesetzt werden. Am häufigsten zeigen sich Veränderungen des Stuhlgangs. Patienten klagen über weicheren Stuhl als sonst, aber auch über Durchfall. Ebenso kann Übelkeit auftreten. Diese Beschwerden sind jedoch nur vorübergehend; nach einiger Zeit verschwinden diese von selbst. Manchmal kommt es zu einem leichten Haarausfall. Dieser wird von den Patienten als sehr unangenehm empfunden. Eine schwere Form oder ein kompletter Ausfall der Haare tritt jedoch so gut wie nie auf. Auch diese Nebenwirkung verschwindet mit der Zeit. Ein Anstieg der Blutdrucks, Kopfschmerzen und Hautrötungen sind fast immer harmlos; eine schwerwiegende, wenn auch seltene, unerwünschte Wirkung ist ein Anstieg der Leberenzyme. Wenn sich diese gegenüber dem Ausgangswert verdoppelt haben, sollte ein Therapieabbruch erfolgen, um Schäden an der Leber zu vermeiden. Ein nicht gewollter Effekt ist auch die Unterdrückung der Zellbildung im Knochenmark. Dieser hat eine Blutarmut zur Folge. Ein Therapieabbruch sollte auch in diesem Fall überlegt werden.

Unter Leflunomid sollte eine Schwangerschaft vermieden werden, da das Medikament schädigend auf das werdende Kind wirkt. Auch behandelte Männer müssen zuverlässig verhüten, da das Medikament auch die Samenzellen des Mannes schädigt. Es ist bei einer Schwangerschaft oder einer Zeugung unter einer Behandlung mit Leflunomid mit einer höheren Rate an Fehlbildungen und Behinderungen zu rechnen. Besteht bei Ihnen ein Schwangerschaftswunsch, muss die Therapie mit Leflunomid beendet werden. Die Halbwertszeit des Medikaments ist sehr lang, das heißt, es verbleibt sehr lange im Körper; deshalb darf es bei Niereninsuffizienz nur mit größter Vorsicht eingesetzt werden. Daher müssen bei einem Schwangerschaftswunsch zusätzliche Maßnahmen erfolgen, um Leflunomid vollständig aus dem Körper zu entfernen. Man muss wissen, dass Leflunomid beziehungsweise sein Wirkstoff immer wieder zwischen Leber und Darm zirkuliert. Es wird in den Darm ausgeschieden und kurz danach wieder nahezu vollständig aufgenommen. Cholestyramin oder auch Aktivkohle unterbrechen diese Zirkulation, können den gelösten Wirkstoff binden und ihn so ausscheiden, ohne dass er wieder aufgenommen wird. So kann die Halbwertszeit des Medikaments beträchtlich verkürzt werden und damit auch die Wartezeit bis zu einer möglichen Empfängnis.

5.10 Biologika

Biologika (synonym: Biologicals, Biologics, Biopharmazeutika) stellen eine relativ neue Entwicklung in der Medikamententherapie dar. Dabei werden therapeutisch einsetzbare Eiweiße mittels aufwendiger biotechnologischer Verfahren hergestellt. Hierzu wird meist eine bestimmte Zellart im Labor so bearbeitet, dass diese das erwünschte Eiweiß, üblicherweise einen Antikörper, in großer Menge produziert. Die so gewonnen Antikörper sind gegen körpereigene Eiweiße (meist Entzündungsbotenstoffe) gerichtet und können deren Wirkung verringern oder ganz aufheben. Das bietet den Vorteil eines sehr präzisen Eingreifens in Entzündungsprozesse (Schlüssel-Schloss-Prinzip). Bevor in den folgenden Abschnitten einzelne Substanzen vorgestellt werden, sollen kurz die Grundsätze der Benennung solcher Substanzen erläutert werden, da sich hinter den oft zungenbrecherischen Namen eine gewisse Logik verbirgt. Bei der Namensgebung werden verschiedene Abkürzungen verwendet, die sich auf biochemische Eigenschaften der Substanz beziehen.

Letzte Silbe: Molekülart
-mab: monoklonaler Antikörper (engl.: monoclonal antibody)
-cept: Rezeptorkonstrukt (simuliert einen Rezeptor für einen Botenstoff)

Vorletzte Silbe: Herkunft
-xi-: chimär (Mischung aus Tiereiweißbestandteilen und menschlichen Eiweißbestandteilen)
-zu-: humanisiert (überwiegend menschliche Eiweiße, nur ein kleiner Bestandteile aus Tiereiweiß)
-u-: rein menschliches Eiweiß

Drittletzte Silbe: Ziel
-tu-: gegen Tumor gerichtet
-li(m)-: am Immunsystem angreifend
-kin-: gegen ein Zytokin gerichtet
-mu-: am Muskel-/Skelettsystem angreifend

Beispiel:
Ri-tu-xi-mab: chimärer (-xi-) monoklonaler Antikörper (-mab), ursprünglich für die Tumortherapie (-tu-) entwickelt (Lymphombehandlung)

5.10.1 TNF-Inhibitoren (synonym TNF-Blocker, TNF-Antagonisten)

Diese Substanzen waren die ersten Biologika, die in breiter Anwendung bei Autoimmunerkrankungen eingesetzt wurden. Sie haben unter anderem die Therapie der rheumatoiden Arthritis, der Psoriasis und des Morbus Bechterew revolutioniert. Bei Kollagenosen und Vaskulitiden kommen sie nur in Ausnahmefällen zum Einsatz. Aufgrund ihres wichtigen Stellenwertes in der Biologika-Ära sollen sie dennoch hier erwähnt werden.

Wirkungsweise

TNF-Inhibitoren wirken über die Blockade eines entzündungsfördernden Botenstoffes, des Tumor-Nekrose-Faktors alpha. Siehe hierzu Abbildung 8. Durch die Hemmung dieses Botenstoffes wird vor allem das Einwandern von Entzündungszellen in das entzündete Gewebe verringert. Dadurch werden betroffene Organe vor einem Schaden durch diese meist überaktiven Entzündungszellen geschützt. Aktuell stehen fünf TNF-Inhibitoren für den therapeutischen Einsatz zur Verfügung: Infliximab, Etanercept, Adalimumab, Certolizumab-pegol und Golimumab. Alle Präparate besitzen ähnliche, jedoch nicht dieselben pharmokologischen Eigenschaften; deshalb können sie sich in der Wirksamkeit bei verschiedenen Erkrankungen unterscheiden.

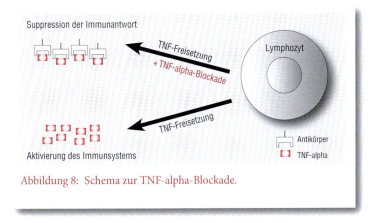
Abbildung 8: Schema zur TNF-alpha-Blockade.

Zum Beispiel ist Etanercept bei der rheumatoiden Arthritis oder beim Morbus Bechterew genauso wirksam wie die anderen TNF-Inhibitoren, während es bei den chronisch entzündlichen Darmerkrankungen schlechter wirkt und nicht eingesetzt werden sollte. Allerdings sind die Wirksamkeit und das Nebenwirkungsprofil dieser Substanzen so ähnlich, dass sie gemeinsam in einem Abschnitt abgehandelt werden können.

Anwendung, Dosierung

Die zugelassenen Indikationen für die jeweilige Substanz sind in der Tabelle 3 dargestellt. Da bei den meisten Indikationen kein Unterschied in der Wirksamkeit der verschiedenen TNF-Inhibitoren besteht, ist häufig die Art der Anwendung ein entscheidendes Kriterium für die Auswahl des Präparates. Unterschiede bestehen insbesondere im zeitlichen Abstand der Einzelgaben (Dosierungsintervall) und in der Darreichungsform (intravenös oder subkutan).

Tabelle 3: TNF-Inhibitoren – Darreichungsform, Dosierung und Indikationen (ausgenommen sind pädiatrische Indikationen).

	Infliximab	Etanercept
Molekül	chimärer monoklonaler Antikörper	humanes TNF-Rezeptor-konstrukt
Darreichungsform	intravenös	subkutan
Dosierung	3-5 mg/kg Körpergewicht in Woche 0, 2 und 6; danach alle 8 Wochen	50 mg 1-mal/Woche oder 25 mg 2-mal/Woche
Zugelassene Indikationen:		
Rheumatoide Arthritis	+	+
Psoriasis-Arthritis	+	+
Psoriasis vulgaris	+	+
Ankylosierende Spondylitis	+	+
Morbus Crohn	+	–
Colitis ulcerosa	+	–

Nebenwirkungen und Anwendungsbeschränkungen

Der erste zugelassene TNF-Inhibitor war Infliximab (1998). Seither sind weltweit mehr als 1,2 Millionen Menschen mit TNF-Inhibitoren behandelt worden. Nach nunmehr über 15-jähriger Erfahrung liegen umfassende Daten zu den potenziellen unerwünschten Wirkungen vor.

Zu den wichtigsten Nebenwirkungen gehören Infusionsreaktionen bei Infliximab (Kopfschmerz, Übelkeit, Hautausschläge) und lokale Hautreaktionen an der Einstichstelle bei den subkutanen TNF-Inhibitoren. Echte allergische Reaktionen werden nur sehr selten beobachtet. Schwere Infektionen können etwas häufiger auftreten als bei

Adalimumab	Golimumab	Certolizumab
humaner monoklonaler Antikörper	humaner monoklonaler Antikörper	humanisiertes PEGyliertes Fab-Fragment (Antigen-Bindungsstelle eines Antikörpers)
subkutan	subkutan	subkutan
40 mg alle 14 Tage	50 mg alle 4 Wochen	400 mg in Woche 0, 2 und 4; danach 200 mg alle 14 Tage oder 400 mg alle 4 Wochen
+	+	+
+	+	+
+	−	−
+	+	+
+	−	−
+	+	−

klassischen Basismedikamenten. Besonders zu beachten ist das Tuberkulose-Screening vor Beginn der Therapie, da auch zurückliegende ausgeheilte Tuberkulosen durch die Therapie wieder aufflammen können. Gleiches gilt für eine durchgemachte Hepatitis B. Zu den sehr seltenen Nebenwirkungen gehören Autoimmunreaktionen, neurologische Erkrankungen („demyelinisierende" Erkrankungen) und eine Verschlechterung einer vorbestehenden Herzmuskelschwäche, um nur einige zu nennen.

Es ist allerdings zu erwähnen, dass ein sehr großer Anteil von Patienten auch nach mehreren Jahren noch denselben TNF-Inhibitor erhält, was für eine gute Wirksamkeit und für eine generell sehr gute

Verträglichkeit spricht.

Relative Anwendungsbeschränkungen bestehen bei systemischem Lupus erythematodes, multipler Sklerose, bestehenden akuten oder chronischen Infektionskrankheiten (insbesondere Tuberkulose), Herzinsuffizienz. Während einer Schwangerschaft sollten TNF-Inhibitoren nicht eingesetzt werden.

Bei einem Einsatz von TNF-alpha-Blockern muss eine Tuberkulose VOR Behandlungsbeginn SICHER ausgeschlossen werden. Von einer Schwangerschaft und Stillen muss während der gesamten Behandlungsphase mit allen Biologika abgeraten werden. Regelmäßige Blutbildkontrollen sind notwendig!

5.10.2 Interleukin-1-Antagonisten

Wirkungsweise

Interleukin 1(IL-1) ist das stärkste körpereigene „Pyrogen" (griechisch: pyros = Feuer), also ein Molekül, das sehr starke Entzündungsreaktionen und Fieber entfachen kann. Normalerweise geschieht das im Rahmen der Abwehr von Fremdorganismen wie z. B. Bakterien. Bei einigen entzündlichen Erkrankungen kommt es jedoch fälschlicherweise zu einer überschießenden IL-1-Ausschüttung (z. B. bei der Gicht). IL-1-Antagonisten können die Effekte von IL-1 wirksam blockieren. Anakinra ist ein humaner IL-1-Rezeptorantagonist, Canakinumab ist ein humaner monoklonaler Antikörper gegen IL-1β.

Anwendung und Dosierung

Anakinra wird subkutan als Injektion mit einer Dosis von 100 mg/Tag verabreicht. Die Substanz ist ursprünglich für die Therapie der rheumatoiden Arthritis entwickelt und zugelassen worden, konnte sich aufgrund des kurzen Dosierungsintervalls mittelfristig jedoch nicht gegen die TNF-Inhibitoren und die neueren Biologika bei dieser Erkrankung behaupten. Hervorragende Ergebnisse brachte das

Präparat allerdings bei der Behandlung der juvenilen idiopathischen Arthritis, bei der adulten Still-Erkrankung und bei seltenen Autoinflammationssyndromen wie z. B. dem Muckle-Wells-Syndrom.

Canakinumab wird in einer Dosierung von 150 mg alle 8 Wochen subkutan verabreicht. Der Antikörper ist zugelassen für die Therapie der „cryopurin-assoziierten periodischen Syndrome" (CAPS). Dabei handelt es sich um genetische Erkrankungen, die mit einer starken Überproduktion von IL-1β einhergehen, wodurch es u. a. zu Fieberschüben, Gelenkschmerzen, Hautausschlägen und neurologischen Symptomen kommt. Auch bei einer behandlungsresistenten Gicht, die also durch andere Medikamente nicht in den Griff zu kriegen ist, kann Canakinumab neuerdings angewendet werden.

In der Behandlung von Kollagenosen und Vaskulitiden spielt dieser Therapieansatz bisher eine allenfalls untergeordnete Rolle.

Nebenwirkungen

Ähnlich wie bei den TNF-Inhibitoren kommt es häufig zu Hautreaktionen an der Einstichstelle. Weitere Nebenwirkungen sind u. a. Kopfschmerzen und Schwindel. Zu beachten ist auch bei diesen Präparaten der Ausschluss einer aktiven oder latenten Tuberkulose vor Behandlungsbeginn. Die Rate infektiologischer Komplikationen ist ebenfalls erhöht. Zudem ist anzumerken, dass für beide Substanzen noch keine so umfangreichen Langzeit-Sicherheitsdaten wie für die TNF-Inhibitoren vorliegen.

5.10.3 Tocilizumab (Interleukin-6-Antagonist)

Wirkungsweise

Der Botenstoff Interleukin-6 (IL-6) bindet an lösliche IL-6-Rezeptoren sowie an IL-6-Rezeptoren, die an die Zellmembran gebunden sind. Dadurch werden Entzündungssignale ins Zellinnere geleitet. Tocilizumab ist ein humanisierter monoklonaler Antikörper gegen den IL-6-Rezeptor. Er verhindert die Bindung von IL-6 an lösliche und zellgebundene Rezeptoren. Durch die Hemmung des IL-6-Signalweges wird die Entzündungsreaktion unterbrochen.

Anwendung und Dosierung

Tocilizumab ist alleine oder in Kombination mit Methotrexat für die Behandlung der rheumatoiden Arthritis zugelassen, wenn andere medikamentöse Therapien nicht zu einer ausreichenden Krankheitskontrolle führen. Dabei wird Tocilizumab häufig nach einem Therapieversuch mit TNF-Inhibitoren eingesetzt. In den letzten Jahren gab es darüber hinaus vermehrt Berichte über eine mögliche Wirksamkeit bei Großgefäßvaskulitiden. Eine große multizentrische Studie soll diesen Therapieansatz derzeit weiter untersuchen (GiACTA-Studie).

Die empfohlene Dosierung beträgt 8 mg/kg Körpergewicht, aber nicht weniger als 480 mg, einmal alle vier Wochen intravenös. Die Infusionsdauer beträgt etwa eine Stunde. Alternativ steht seit April 2014 auch die subkutane Gabe zur Verfügung (Fertigspritzen à 162 mg 1x/Woche).

Wie bei den TNF-Inhibitoren muss vor einer Tocilizumab-Therapie eine Tuberkuloseinfektion ausgeschlossen werden. Außerdem sollten Blutbild, Leberwerte, Nierenwerte und Cholesterinwerte vor Therapiebeginn bestimmt werden, da es zu Veränderungen einiger dieser Werte kommen kann. Allerdings muss die Therapie nur selten aufgrund der Laborveränderungen beendet werden.

Nebenwirkungen

Typische Nebenwirkungen sind: Infektionen der Atemwege, Herpesinfektionen, Magenschleimhautentzündungen oder Entzündungen der Mundschleimhaut, Hautausschlag, medikamenteninduzierter Kopfschmerz, Schwindel, Bluthochdruck, Cholesterinerhöhungen und erhöhte Leberwerte. Vereinzelt wurden Fälle von Darmperforationen beobachtet, die meist nach vorangegangen Endoskopien und/oder gleichzeitiger Einnahme von Kortison oder klassischer Entzündungshemmer wie z.B. Diclofenac oder Ibuprofen auftraten.

5.10.4 B-Zell-gerichtete Therapien

B-Lymphozyten spielen bei vielen Autoimmunkrankheiten eine entscheidende Rolle. Sie können schädliche Antikörper produzieren und in Interaktion mit anderen Entzündungszellen treten, diese aktivieren und somit zu einer Verstärkung einer Entzündung beitragen. Daher können medikamentöse Therapien, die auf die Funktion der B-Zellen abzielen, oft wirksam eingesetzt werden.

Rituximab

Wirkungsweise

Rituximab (MabThera®) ist ein monoklonaler, chimärer Antikörper, der auf B-Lymphozyten mit CD20-Marker bindet, was zu einer Zerstörung der B-Lymphozyten führt. Stammzellen, frühe Vorstufen der B-Lymphozyten und Plasmazellen, tragen keinen CD20-Marker auf ihrer Zelloberfläche. Sie werden deshalb durch Rituximab nicht zerstört und stehen dem Immunsystem weiterhin zur Verfügung.

Anwendung und Dosierung

Rituximab ist ursprünglich für die Therapie von Lymphomen entwickelt worden und wird auch heute noch in der Hämatologie in dieser Indikation eingesetzt. Auch für die rheumatoide Arthritis wurde zu Beginn des Jahrtausends ein günstiger Effekt durch mehrere Studien belegt, weshalb auch Rituximab nach Versagen klassischer Rheumamedikamente, wie z. B. Methotrexat, als Biologikum angewendet werden darf. Eine neue interessante Entwicklung ergab sich auf dem Gebiet der Kleingefäßvaskulitiden. Hier konnte in zwei großen Studien aus dem Jahr 2012 gezeigt werden, dass Rituximab genauso effektiv ist wie Cyclophosphamid. Rituximab ist seit 2013 zur Remissionsinduktion bei ANCA-Vaskulitiden zugelassen. Neuere Studien zeigen auch sehr gute Ergebnisse in der langfristigen Unterdrückung der Krankheitsaktivität. Auch bei der kryoglobulinämischen Vaskulitis gibt es vielversprechende Beobachtungen, wenn auch keine Zulassung vorliegt.

Komplizierter ist die Lage beim systemischen Lupus erythematodes. Nachdem es viele Fallserien gab, in denen ein Nutzen von Rituximab beobachtet wurde, konnten zwei groß angelegte Studien hingegen keinen die Standardtherapie übertreffenden günstigen Effekt zeigen. Dennoch wird aufgrund zahlreicher Expertenmeinungen Rituximab als Reservetherapie bei der Lupusnephritis bei Versagen der Standardtherapie (Cyclophosphamid oder Mycophenolat mofetil) empfohlen. Es werden wohl weitere Untersuchungen notwendig sein, um die Frage nach der Wirksamkeit von Rituximab bei SLE abschließend zu klären.

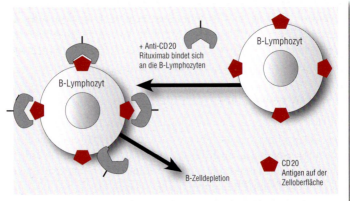

Abbildung 9: Schema zur Wirkweise von Rituximab. B-Lymphozyten werden funktionsunfähig und sind nach einiger Zeit nicht mehr nachweisbar.

Bei der Dosierung kann grundsätzlich zwischen dem „Lymphom-Schema" und dem „RA-Schema" unterschieden werden (RA = rheumatoide Arthritis). Wahrscheinlich sind sich beide Schemata in der pharmakologischen Wirksamkeit sehr ähnlich. Beim Lymphomschema werden 4 Infusionen von je 375 mg/m² Körperoberfläche im Abstand von je einer Woche durchgeführt. Beim RA-Schema werden zwei Infusion zu je 1000 mg im Abstand von 14 Tagen verabreicht.

Vor Beginn der Therapie sollte eine abgelaufene Hepatitis B ausgeschlossen werden, da es durch die Unterdrückung der B-Zellen zu einem Wiederaufflammen dieser Infektion kommen kann. Außerdem sollte der Impfstatus aufgefrischt werden, da es durch die lang anhaltende Wirkung zu einer verminderten Bildung von Impfantikörpern kommen kann.

Nebenwirkungen

Die häufigsten Nebenwirkungen sind Infusionsreaktionen (chimärer Antikörper mit Mausanteilen), denen jedoch normalerweise durch eine prophylaktische Gabe von Kortison und Antihistaminika vor der Infusion gut vorgebeugt werden kann. Wie bei den meisten Biologika ist auch unter Rituximab mit einer erhöhten Infektanfälligkeit zu rechnen. Eine sehr seltene Nebenwirkung (ca. 1 : 30 000) ist das Auftreten einer progressiven multifokalen Leukenzephalopathie (PML), einer häufig tödlich verlaufenden viralen Infektion des Zentralnervensystems. Allerdings wird diese Infektion vereinzelt auch bei anderen Immunsuppressiva beobachtet, ist also nicht spezifisch für Rituximab.

Belimumab

Wirkungsweise

Belimumab ist ein humaner monoklonaler Antikörper gegen BLyS (B-Lymphozyten-stimulierender-Faktor). Dieser Faktor ist für die Ausreifung von B-Lymphozyten zuständig. Außerdem verlängert er die Lebensdauer dieser Zellen. Da eine fehlgeleitete B-Zell-Aktivität zur Entstehung eines systemischen Lupus erythematodes beiträgt, wurde Belimumab für die Therapie des SLE entwickelt. Der Antikörper hemmt damit die Entwicklung von krankmachenden B-Zellen.

Anwendung und Dosierung

Belimumab ist seit 2011 zur Therapie des SLE zugelassen. Damit ist es nach den Antimalariamitteln nach mehreren Jahrzehnten das erste neu zugelassene Medikament für die Therapie dieser Erkrankung. Zwar werden auch andere Immunsuppressiva beim SLE eingesetzt, z. B. Methotrexat, Mycophenolat mofetil, Azathioprin, jedoch alle ohne Zulassung. Belimumab sollte nur bei „seropositiven" Patienten eingesetzt werden, also bei Patienten mit Nachweis von dsDNS-Antikörpern, weil der Nutzen bei seronegativen Patienten nicht belegt ist. Belimumab kann bei Versagen der Standardtherapie – Antimalariamittel, Kortison und ein weiteres Immunsuppressivum – angewendet werden, wenn die Erkrankung aktiv ist und dies auch serologisch nachweisbar ist, das heißt, wenn die Komplementfaktoren im Blut erniedrigt sind. Allerdings ist der Nutzen bei einem schweren Organbefall, z. B. von der Niere oder dem Gehirn, ebenfalls nicht belegt. Deshalb wird bei diesen Indikationen nicht zu einer Belimumab-Therapie geraten.

In näherer Zukunft werden auch Studien zu schweren Organmanifestationen (z. B. bei Nierenbeteiligung) abgeschlossen sein. Außerdem wird Belimumab auch in einer Studie zum Erhalt der Remission bei ANCA-Vaskulitiden untersucht.

Belimumab wird in einer Dosierung von 10 mg/kg Körpergewicht angewandt, zu Beginn zweimal in 2-wöchigen Infusionsintervallen, danach alle 4 Wochen.

Nebenwirkungen

In den Zulassungsstudien wurden am häufigsten u. a. Übelkeit, Hautausschläge, Infekte (Sinusitis, Bronchitis, Influenza), Schwindel, Schlafstörungen und Magen-/Darmprobleme beobachtet. Allerdings wird das Medikament im Allgemeinen sehr gut vertragen. Auch Infusionsreaktionen werden nur selten beobachtet, weshalb üblicherweise keine prophylaktische Medikation erforderlich ist. Wenn Infusionsreaktionen auftreten, dann sind dies am häufigsten Kopfschmerzen, Übelkeit und Hautreaktionen. Schwerwiegende Infusionsreaktionen, wie z. B. ein Allergieschock, betreffen weniger als 1% der Patienten.

5.10.5 Abatacept (T-Zell-Kostimulationshemmer)

Wirkungsweise

Abatacept (Orencia®) ist ein Fusionsprotein aus einer Gruppe sogenannter selektiver Kostimulationsblocker (siehe Abb. 10), die die T-Zell-Aktivierung bremsen und dadurch die fehlgeleitete Immunreaktion hemmen sollen. Durch die Behandlung mit Abatacept erhält die T-Zelle neben dem über Antigenerkennung ausgelösten „Hauptsignal" kein weiteres notwendiges kostimulierendes Signal und die T-Zell-Aktivierung wird dadurch blockiert.

Anwendung und Dosierung

Erfahrungen liegen vor allem für die rheumatoide Arthritis vor. Verabreicht wird das Medikament intravenös mit einer Dosis von ca. 10 mg/kg Körpergewicht. Nach der initialen Infusion wird es im weiteren Verlauf alle 4 Wochen gegeben. Die Wirksamkeit auf die Krankheitssymptome ist vergleichbar mit den anderen zur Therapie der rheumatoiden Arthritis zugelassenen Biologika. Es verlangsamt auch das Auftreten knöcherner Zerstörungen an betroffenen Gelenken. Bei den Kollagenosen und Vaskulitiden wird das Medikament bisher nur in Einzelfällen eingesetzt. Allerdings hat eine jüngst veröffentlichte kleine Studie positive Effekte bei den ANCA-Vaskulitiden zeigen können, weshalb auch hier weitere Studien geplant sind.

Nebenwirkungen

Das Nebenwirkungsprofil ähnelt ebenfalls anderen intravenös zu gebenden Biologika. In den Zulassungsstudien wurden am häufigsten Infekte der oberen Atemwege, Kopfschmerzen und Übelkeit beob-

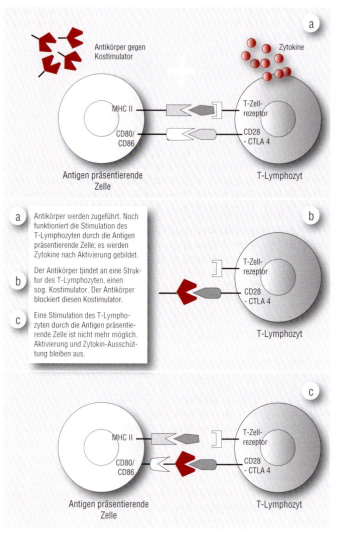

Abbildung 10: Schema zur Blockade der Kostimulation.

achtet, wobei die Raten dieser Nebenwirkungen meist nicht höher waren als in den Placebogruppen. Auch Infusionsreaktionen sind sehr selten. Im Vergleich zu anderen Biologika scheint das Risiko für schwere Infektionen etwas niedriger zu sein, auch wenn Langzeituntersuchungen diese Beobachtungen noch bestätigen müssen.

5.10.6 Ustekinumab (IL-12/IL-23-Antikörper)

Dieser Antikörper ist gegen eine gemeinsame Untereinheit der Entzündungsbotenstoffe Interleukin 12 und Interleukin 23 gerichtet. Er ist seit einigen Jahren zur Behandlung der mittelschweren und schweren Plaque-Psoriasis zugelassen und hat 2013 zusätzlich auch eine Zulassung zur Therapie der Psoriasis-Arthritis erhalten. Der Antikörper wird subkutan zum Zeitpunkt 0 und nach 4 Wochen verabreicht, danach in dreimonatigen Abständen. Die häufigsten Nebenwirkungen sind Schwindel, Kopfschmerz, Durchfall, Juckreiz und Infekte der oberen Atemwege. Darüber hinaus können Reaktionen an der Injektionsstelle beobachtet werden.

5.11 Alternative Therapien

Vorweg muss zu diesem Thema gesagt werden, dass die hier dargestellten Therapieverfahren keine „Alternativen" im eigentlichen Sinne sind. Sie können in Einzelfällen lediglich die herkömmliche Therapie ergänzen, aber niemals ersetzen. Setzt man die normale Medikation ohne Rücksprache mit dem behandelnden Arzt ab, kann das unvorhergesehene gesundheitliche Folgen haben.

Zunächst zur Phytotherapie, einem Naturheilverfahren. In der Phytotherapie werden Präparate verwendet, die Zubereitungen aus Pflanzen oder Pflanzenteilen sind. Diese Präparate sind daher Gemische aus vielen Stoffen, das heißt, sie enthalten niemals nur einen reinen Wirkstoff. Dies erhöht zum einen die Gefahr von Wechselwirkungen, zum anderen können sich je nach Art der Herstellung erhebliche

Wirkungsunterschiede ergeben. Häufig ist nicht genau bekannt, welcher Wirkstoff in welcher Konzentration vorliegt. Präparate aus Teufelskralle, Weidenrinde oder Brennnessel werden unterstützend bei rheumatischen und degenerativen Gelenkbeschwerden verwendet.

Bei Kollagenosen und Vaskulitiden ist es nicht sinnvoll, diese Präparate einzusetzen. Gegenanzeigen bei Weidenrinde und Teufelskralle sind Magen-Darm-Geschwüre sowie Schwangerschaft und Stillzeit. Wechselwirkungen mit anderen Medikamenten sind möglich und nicht unwahrscheinlich, so zum Beispiel mit Gerinnungsmedikamenten oder Ähnlichem. Diese Phytopräparate sind auch nicht nebenwirkungsfrei. Magen-Darm-Beschwerden und Überempfindlichkeitsreaktionen kommen durchaus vor. Sie sollten in jedem Fall Rücksprache mit Ihrem behandelnden Arzt nehmen, um zu klären, ob die Einnahme sinnvoll und ohne Risiko ist.

Aus dem Bereich der Physikalischen Medizin sind Wärme- und Kälteanwendungen sehr populär. Kalte oder warme Wickel, in besonderen Fällen auch Temperaturkammern, sollen entsprechende Effekte vermitteln. Vaskulitis-Patienten sollten sowohl die Wärme- als auch die Kältetherapie meiden. Bei Patienten mit Raynaud-Syndrom können warme Paraffin-Handbäder wohltuend wirken. Sklerodermie-Patienten sollten die Kältetherapie meiden, bei anderen Kollagenosen ist nur eine vorsichtige und lokal begrenzte Anwendung sinnvoll, zum Beispiel zur Behandlung von Gelenkbeschwerden. Aus Erfahrung an Patienten mit rheumatoider Arthritis weiß man, dass großflächige Wärmebehandlungen Schub auslösend sein können.

Regelmäßige Bewegung schadet nicht. Nicht zu anstrengende Sportarten wie Schwimmen oder Walken sind gut für die Gesundheit. Voraussetzung ist, dass diese Sportarten nicht unter großer Belastung ausgeübt werden. Bei schweren, akuten Schüben sollte kein Sport gemacht werden. Generell ist aber gegen mäßigen, wenig anstrengenden Sport nichts einzuwenden.

Ergotherapie ist eine sinnvolle Ergänzung. Sie hilft beim Meistern der Alltagstätigkeiten, indem richtige und Gelenk schonende Bewegungsabläufe, die Geschicklichkeit, Kraft und Beweglichkeit trainiert werden.

Insgesamt gibt es eine Vielzahl von Möglichkeiten, um die herkömmliche Therapie zu ergänzen. Einige sind völlig unbedenklich, andere nur mit Vorsicht anzuwenden. Sie sollten mit Ihrem behandelnden Arzt sprechen, falls Sie Therapieergänzungen wünschen.

> Von vielen Patienten werden aus Verzweiflung alternative und vermeintlich „natürliche" Heilmethoden gesucht! Bei Vaskulitiden und Kollagenosen ist für diese alternativen Methoden große Skepsis angebracht. Man sollte unbedingt mit dem „schulmedizinischen" Spezialisten sprechen, wenn alternative Therapieversuche geplant sind, um zumindest eine Überwachung der Krankheitsaktivität zu gewährleisten.

6 Vaskulitiden

6.1 Allgemeines

Die Vaskulitiden (Gefäßerkrankungen) werden normalerweise nach der Größe der betroffenen Gefäße unterteilt. So gibt es Vaskulitiden, die vor allem die kleinen Gefäße betreffen, Vaskulitiden, die die mittleren und großen Gefäße betreffen und solche, bei denen die großen Gefäße befallen werden. Mehr dazu sehen Sie in der Abbildung 11.

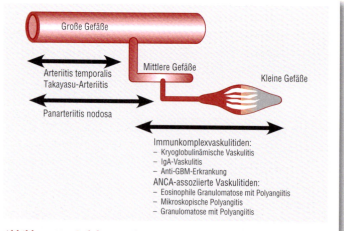

Abbildung 11: Gefäßentzündungen befallen bevorzugt Arterien eines bestimmten Kalibers. Während bei der Arteriitis temporalis sowie der Takayasu-Arteriitis fast nur große Gefäße bzw. Arterien befallen werden, sind bei der Panarteriitis nodosa große und mittlere Gefäße entzündlich verändert. Neben den ANCA-assoziierten Vaskulitiden werden bei den Kleingefäßvaskulitiden die Immunkomplexvaskulitiden abgegrenzt.

6.2 Arteriitis temporalis/Polymyalgia rheumatica/ Riesenzellarteriitis

Fallbeispiel Arteriitis temporalis

Willi G. berichtet: „Als ich gerade meine Rente durchhatte, begannen meine Schwierigkeiten. Morgens kam ich nur noch schwer aus dem Bett, Schmerzen im Schulter- und Beckenbereich machten mir manche alltäglichen Dinge unmöglich. Ich konnte noch nicht einmal mehr Teller aus dem Schrank holen, mich rasieren oder meine Haare kämmen, das bloße Heben des Armes bereitete mir zeitweise erhebliche Mühe. Hinzu kam dieser quälende Kopfschmerz, meist an den Schläfen. Das kannte ich so nicht. Ich hatte als junger Mann zwar zwischenzeitlich unter Migräne gelitten, doch das war mehr als 30 Jahre her. Auch das Essen fiel mir immer schwerer, Kauen war durch Kieferschmerzen kaum lange und gründlich möglich. Als ich zum Arzt ging, fiel ihm sofort meine „Zornesader" an der Schläfe auf. Ich hatte ihr bisher keine Bedeutung zugemessen, er aber meinte diese sei wohl Teil meines Problems."

Häufigkeit

Sie ist die häufigste aller Vaskulitiden, befällt Frauen häufiger als Männer und tritt jenseits des 50. Lebensjahres auf.

Pathogenese

Die Arteriitis temporalis ist eine Entzündung der mittelgroßen und großen Arterien. Sie befällt große Äste der Aorta, in der Regel allerdings die Temporalarterie (Arteria temporalis). Die Veränderungen der befallenen Gefäße lassen sich unter dem Mikroskop sehen. Die Innenschicht der Gefäße ist verbreitert, Entzündungszellen durchsetzen die Arterienwand. Die befallenen Gefäße verengen sich oder verschließen sich ganz und können die angeschlossenen Organe nicht mehr ausreichend versorgen. Dies führt zu einer Schädigung der betroffenen Gebiete, die Nährstoffversorgung ist nicht mehr gesichert.

Klinik

Patienten klagen oft über Kopfschmerzen, Schmerzen der Kopfhaut oder Schmerzen beim Kauen. Auch können verschiedene Symptome zusammen auftreten. Gleichzeitig ist häufig die Temporalarterie, eine Arterie an der Schläfe, verdickt und reagiert schmerzhaft auf Druck. Gelenkschmerzen und Muskelsteifigkeit kommen ebenfalls vor. Eine plötzlich einsetzende Sehschwäche oder gar Blindheit, hervorgerufen durch eine Minderversorgung des Sehnervs, ist eine schwerwiegende Komplikation dieser Erkrankung und tritt manchmal als erstes Zeichen dieser Vaskulitis auf.

Die Diagnose wird anhand des klinischen Bildes, der Laborparameter und des histologischen Bildes der betroffenen Arterien gestellt. Ein Lebensalter über 50, eine verdickte Temporalarterie, Fieber, Kopfschmerzen, Kauschmerzen, Sehstörungen und Muskelschmerzen legen den Verdacht auf eine Arteriitis temporalis nahe. Zusätzlich sind bei einer Erkrankung die Entzündungswerte (CRP, Blutsenkungsgeschwindigkeit) und die alkalische Phosphatase erhöht. Des Weiteren ist eine mikroskopische Begutachtung der Temporalarterie durch eine Biopsie möglich. Heutzutage kann allerdings häufig auf eine Biopsie verzichtet werden, da moderne bildgebende Verfahren wie Ultraschall oder Kernspintomografie in vielen Fällen eine zuverlässige Diagnose zulassen.

Therapie

Diese Erkrankung wird mit Kortison behandelt. Die gewählte Dosis hängt vom Krankheitsverlauf ab. Manchmal muss auch zu anderen Immunsuppressiva gegriffen werden. Dies können Methotrexat, Azathioprin, Ciclosporin A oder auch Cyclophosphamid sein. Neuere Studien weisen auf eine Wirksamkeit von Tocilizumab hin. In jedem Fall sollte eine Rezidivprophylaxe durchgeführt werden. Hierzu ist eine lang andauernde Kortison-Therapie erforderlich, oft über Jahre. Der Krankheitsverlauf sollte regelmäßig vom Arzt kontrolliert werden.

Meist wird ergänzend auch eine geringe blutverdünnende Therapie mit Acetylsalicylsäure (ASS) durchgeführt. Eine adäquate Behandlung führt in den meisten Fällen zur Rückbildung des Krankheitsbildes, jedoch kann ein Rückfall nicht ausgeschlossen werden.

6.3 Takayasu-Arteriitis

Definition und Häufigkeit

Die Takayasu-Arteriitis ist eine Form der Gefäßentzündung, die vorwiegend die mittleren bis großen Gefäße befällt. Interessanterweise sind zumeist Äste der Aorta betroffen. Vorwiegend erkranken junge Frauen, auf 1 Million Einwohner kommen 2,6 Neuerkrankungen pro Jahr.

Pathogenese

Die Krankheitsentstehung liegt weitgehend im Unklaren. Es wird ein Zusammenhang zwischen der Takayasu-Arteriitis und der Tuberkulose vermutet, dies konnte bisher aber nicht hinreichend bewiesen werden. Einige Studien lieferten zudem Hinweise auf einen möglichen genetischen Hintergrund. Mikroskopische Untersuchungen von befallenen Gefäßen zeigen, dass die Gefäßwände in aktiven Krankheitsphasen von Entzündungszellen befallen sind. Nachdem der akute Prozess abgeklungen ist, setzt ein Umbau der Gefäßwände ein; es wird Bindegewebe eingelagert. Dies führt zu einer Einengung der Gefäße. Der Blutstrom wird beeinträchtigt und dies hat eine verminderte Versorgung mit Sauerstoff und Nährstoffen zur Folge. Im Rahmen der Gefäßschädigung durch die Entzündung kann es aber auch zu Erweiterungen der Blutgefäße kommen, sogenannten Aneurysmen. Die Gefäßerweiterungen können lebensbedrohliche Komplikationen nach sich ziehen. Zum einen können sie andere Körperstrukturen verdrängen und zum anderen kann es im Extremfall dazu kommen, dass eine Gefäßwand zerreißt (Ruptur).

Klinik

Die Krankheit beginnt fast immer zwischen dem zweiten und dritten Lebensjahrzehnt. Die Patienten berichten über Fieber und Nachtschweiß; die Belastbarkeit ist stark herabgesetzt. Atemnot kann vorhanden sein. Muskel- und Gelenkschmerzen werden fast immer beklagt. Typischerweise treten erst später im Verlauf belastungsabhängige Schmerzen in den Armen oder in den Beinen oder auch in beiden auf, die durch eine verminderte Durchblutung bedingt sind. So ist es zum Beispiel nicht mehr möglich, schmerzfrei einen Schaufensterbummel zu unternehmen; Beinschmerzen setzen in schweren Fällen schon nach 10–15 Metern ein. Sehstörungen können ebenso als Folge der Minderdurchblutung auftreten wie Kopfschmerzen, Konzentrationsstörungen oder auch Schlaganfälle, wenn die Einengung die entsprechenden Gefäße betrifft. Zum Teil sind die Pulse nicht mehr tastbar, man spricht daher auch von „pulseless disease". Übelkeit und Schmerzen in der Bauchgegend können auch der Erkrankung zugerechnet werden. Sind die Nierenarterien befallen, ist mit Bluthochdruck und in dramatischen Fällen mit Nierenversagen zu rechnen. In bis zu 10 Prozent der Fälle sind Gefäße beteiligt, die das Herz versorgen; hier besteht dann die Gefahr eines Herzinfarktes. Auch Schädigungen der Herzklappen zeigen sich oft, die zu Herzvergrößerungen und einer verminderten Herzkraft führen können.

Bei den Patienten kann eine Raynaud-Symptomatik bestehen. Dies sind schmerzhafte Gefäßkrämpfe der Hand, die einige Minuten dauern. Selten können sie zum Verlust einzelner Finger führen. Hauterscheinungen wie zum Beispiel Entzündungen des Unterhautgewebes (Pannikulitis) und schmerzhafte, gerötete Knoten (Erythema nodosum) kommen vor, sind aber unspezifisch.

Die Verdachtsdiagnose wird durch die Symptomatik und die klinischen Untersuchungen gestellt; Blutdruckunterschiede von mehr als 20 mmHg (an den Armen gemessen), Pulslosigkeit und belastungsabhängige Beschwerden sind wegweisend. Die Bestätigung erfolgt durch bildgebende Verfahren wie CT, MRT, PET-CT oder Angiografien. Die Gefäße werden dargestellt, um relevante Verschlüsse oder

Einengungen sichtbar zu machen. Serologische Marker, die zur alleinigen Diagnose geeignet sind, existieren nicht. Lediglich erhöhte Entzündungszeichen wie Blutsenkungsgeschwindigkeit deuten auf die Gefäßerkrankung hin. Die Mehrzahl der Patienten ist zudem blutarm.

Therapie

Als Basis der Therapie wird bei der Takayasu-Arteriitis Kortison gegeben. Dies muss meistens über einen langen Zeitraum erfolgen. Trotz allem kommt es unter Kortison-Therapie häufig zu Rückfällen. Dann muss überlegt werden, ob ein weiteres Immunsuppressivum hinzugenommen werden soll; eine kleinere Studie zeigte, dass hier Methotrexat sehr günstig wirken könnte. Bei ca. 80 Prozent aller Patienten konnte die Rückführung in eine inaktive Krankheitsphase erreicht werden. Alternativ kann Cyclophosphamid eingesetzt werden. Auch bei dieser Großgefäßvaskulitis gibt es neue Therapieansätze mit Tocilizumab, die in Studien weiter verfolgt werden.

Wenn die Gefäßeinengungen in einzelnen Bereichen fortgeschritten sind und eine deutliche Durchblutungsstörung vorliegt, sollte eine gefäßchirurgische Behandlung in Betracht gezogen werden. Chirurgische Maßnahmen sollten allerdings mit äußerster Zurückhaltung durchgeführt werden, da es im Bereich entzündeter Arterien häufig zu erneuten Verschlüssen kommt. Nicht selten wird die Durchblutungssituation sogar verschlechtert. Es muss daher immer eine Abwägung des Nutzen-/Risiko-Verhältnisses erfolgen. Da sich die Beeinträchtigung des Herzens auch auf die Prognose auswirkt, muss eine Behandlung mit Beta-Blockern angedacht werden. Diese können sich unter anderem günstig auf die Herzmuskelvergrößerung auswirken. Hilfreich zur Thrombosevermeidung sind auch Blutverdünnungsmittel wie Acetylsalicylsäure (ASS) oder Marcumar®; über deren Einsatz muss der Arzt entscheiden.

6.4 Granulomatose mit Polyangiitis
(ehemals Wegener-Granulomatose, Morbus Wegener)

Fallbeispiel Granulomatose mit Polyangiitis

„Schon seit Jahren hatte ich Probleme mit der Nase. Die war ewig zu und nichts hat geholfen. Dazu kam in letzter Zeit dieses hartnäckige Nasenbluten; meine Nebenhöhlen trieben mich in den Wahnsinn. Ich habe so viele Antibiotika geschluckt, da kommt nur ein Mastschwein ran. Vor knapp drei Wochen ging es mir dann richtig schlecht; ich kriegte kaum noch Luft, musste zwischendurch Blut husten. Ich fühlte mich total müde und abgeschlagen, dazu kam noch Fieber. Was mir auffiel: Ich hatte so ein Kribbeln in den Beinen, als ob die eingeschlafen seien. Mein Hausarzt überwies mich zum Rheumatologen. Der wusste sofort, wo es langging. Eine Blutabnahme und nachfolgende Untersuchungen brachten mir endlich Klarheit: Ich leide an der Wegener-Granulomatose. Seitdem werde ich unter anderem mit einem Mittel namens Cyclophosphamid behandelt. Direkt nach der Infusion ist mir zwar immer übel, aber mir geht es im Vergleich zu vorher schon viel besser. Die Luftnot ist nicht mehr so schlimm und das Kribbeln ist auch weg. Vom Nasenbluten bin ich auch seit einigen Tagen verschont. Jetzt hoffe ich nur noch, dass ich bald wieder fit bin, um wieder meine Arbeit aufzunehmen."

Definition und Häufigkeit

Die Granulomatose mit Polyangiitis gehört zu den sogenannten „ANCA-assoziierten" Vaskulitiden. Es ist eine Entzündung der kleinen bis mittelgroßen Gefäße. Der obere Atemtrakt, die Lunge sowie die Nieren sind oft betroffen. Es bilden sich Granulome, Formationen aus Entzündungszellen, die normales Körpergewebe, zum Beispiel Knochen und Gefäße, zerstören. Es handelt sich um eine nicht so häufige Immunerkrankung. Männer und Frauen erkranken gleich häufig. Es wird angenommen, dass auf 100 000 Einwohner drei an Granulomatose mit Polyangiitis erkrankte Patienten kommen.

Pathogenese

Die eigentliche Krankheitsursache ist ungeklärt. Eine Rolle wird Autoantikörpern (ANCA) zugeschrieben. Diese ANCA (anti-neutrophile zytoplasmatische Antikörper) richten sich gegen Bestandteile von weißen Blutkörperchen, in diesem Fall die Granulozyten. Dieser Teil der Granulozyten findet sich erst dann an der Oberfläche der

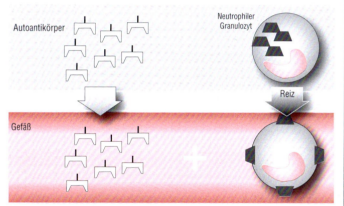

Auf einen Reiz hin verlagert der Granulozyt die Proteinase-3 an seine Membranoberfläche. Diese ist nun den zirkulierenden ANCA ausgesetzt.

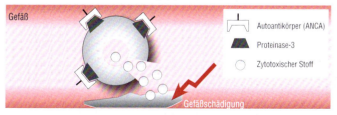

Die ANCA binden an die Proteinase-3 und führen zur Degranulation des Leukozyten. Die ausgeschütteten zytotoxischen Stoffe führen zur Gefäßwandschädigung und einer sich selbst erhaltenden Entzündungsreaktion.

Abbildung 12: Schema zum Krankheitsgeschehen bei Granulomatose mit Polyangiitis.

Zelle, wenn diese aktiviert worden ist, zum Beispiel nach einem Infekt. Befindet sich dieser Bestandteil (die Proteinase-3), das Ziel der Autoantikörper, an der Zelloberfläche, können die Antikörper binden. Als Folge davon schütten die Granulozyten Stoffe aus, die eine Schädigung der Gefäßwände bewirken (siehe Abb. 12). Diese Theorie des Krankheitsablaufes erklärt zumindest die Entstehung der Gefäßentzündung. Die für die Erkrankung typische Granulombildung, eine spezielle Formierung von Entzündungszellen, kann allerdings so nicht ausreichend erklärt werden.

Klinik

Die Erkrankung tritt in Schüben auf. Es gibt sowohl symptomfreie Zeiten als auch Zeiten, in denen die Krankheit hoch aktiv ist.

Sie befällt die oberen und unteren Luftwege und die Nieren; auch der knöcherne Schädel kann in Mitleidenschaft gezogen werden.

Nase, Nasennebenhöhlen

Die Patienten berichten über einen Schnupfen, der auf keine Behandlung anspricht, oder eine Entzündung der Nasennebenhöhlen. Sehr häufig wird Nasenbluten (Epistaxis) und Borken- bzw. Schorfbildung der Nasenschleimhaut beobachtet. Manchmal fällt die Erkrankung auch erst auf, wenn der Nasenknorpel und -knochen schon weitgehend zerstört sind. Es zeigt sich dann eine „Sattelnase" (siehe Abb. 13). Oft tritt auch eine neu erworbene Schwerhörigkeit hinzu.

Kopf

In schweren Fällen kann der Schädelknochen geschädigt sein. Häufig sind die Augenhöhlen oder auch die angrenzenden Strukturen beteiligt. Es gibt Berichte über schwere Fälle, in denen ein Auge in das Schädelinnere gerutscht ist, da die Augenhöhle aufgrund eines durch Granulomatose mit Polyangiitis verursachten Knochendefektes keinen Halt mehr bieten konnte. Genauso kann es zu Nervenschädigungen kommen. Hier wird besonders die Schädigung eines Ge-

Abbildung 13:
Sattelnase als typisches Merkmal einer Granulomatose mit Polyangiitis

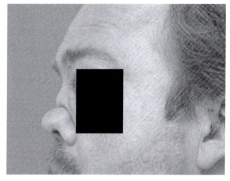

Dieses Bild verdanken wir Frau Dr. Anna Mitchell, Klinik für Nieren- und Hochdruckkrankheiten, Universitätsklinikum Essen.

sichtsnervs, des Nervus facialis, gefürchtet. Ist dieser Nerv betroffen, kommt es zu einseitigen Lähmungen der Muskulatur des Mundes, der sonstigen mimischen Muskulatur und des Augenlides. Eine Komplikation dieser Lähmung ist die Austrocknung des Auges, da durch den mangelhaften Lidschluss die Befeuchtung nicht mehr gewährleistet ist. Hier kann eine besondere Verbandstechnik Abhilfe schaffen. In extremen Fällen ist das Augenlicht gefährdet.

Auge

Das Auge kann auch durch andere Auswirkungen betroffen sein. Es sammeln sich teilweise große Mengen an speziellen Entzündungszellen hinter dem Auge und sorgen für ein massives Hervortreten des Auges aus der Augenhöhle (Pseudotumor, siehe Abb. 14). Infolge des verminderten Lidschlusses oder auch ohne dies können sich die Augenhäute entzünden. Auch ein Verlust des Augenlichtes ist möglich.

Lunge

Von vielen Patienten wird Atemnot und Bluthusten beklagt. Die Erkrankung führt zu großen Lungenschäden, die als „Höhlen" (Kavitäten) oder Knoten in der Röntgenuntersuchung zu sehen sind. Steht

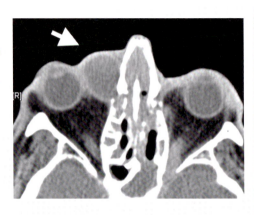

Abbildung 14: Der Pfeil zeigt auf ein Granulom zwischen Nase und dem rechten Augapfel.

noch nicht fest, um welche Erkrankung es sich handelt, kann es zu einer Verwechslung mit einer Tuberkulose oder mit Pilzinfektionen kommen. Mit zunehmender Schwere des Verlaufes kommt es dann zu einer Einschränkung der Lungenfunktion.

Niere

Wichtig für die Prognose des Patienten ist, ob die Niere mitbetroffen ist. Bei fast 75 Prozent aller Patienten ist dies der Fall. Hier kann es zum Nierenversagen kommen und damit zu einer massiven Einschränkung der Lebensqualität und auch des Überlebens. Daher ist eine rasche und wirksame Therapie von großer Bedeutung. Auch eine Nierentransplantation muss in Betracht gezogen werden.

Nervensystem

Das Nervensystem wird von der Granulomatose mit Polyangiitis nicht ausgespart. Empfindungsstörungen (Polyneuropathien) kommen vor, auch Lähmungserscheinungen sind nicht selten, wenn definierte Nerven (Mononeuritis) ausfallen.

Haut

Als Hauterscheinung tritt unter anderem eine sogenannte „palpable Purpura" auf. Das sind kleine rötliche Stellen, die beim Tasten eine Erhabenheit zeigen. Dies lässt sich oft an den Beinen beobachten.

Gelenke

Gelenkbeschwerden in Form von Schmerzen und Schwellungen sind Teil der Granulomatose mit Polyangiitis. Sie gehen vielmals Krankheitsrückfällen voraus. Eine Verschlechterung des Allgemeinzustandes mit Fieber, Abgeschlagenheit und Gewichtsverlust gehört dazu. Da viele Patienten auch einen positiven Rheumafaktor aufweisen, ist zunächst eine Verwechslung mit der rheumatoiden Arthritis möglich.

Schweregrade

Die Granulomatose mit Polyangiitis kann eine sehr unterschiedliche Ausdehnung zeigen (siehe Tab. 4). Es gibt Verläufe, die ausschließlich einen lokalen Befall der Nasenschleimhaut und der oberen Luftwege zeigen. Diese Patienten beklagen gelegentlich Wunden in diesem Bereich und zum Beispiel Nasenbluten. Eine Ausdehnung der Erkrankung hin zu einem Befall der Lungen und Nieren ist möglich und auch fast die Regel. Es muss betont werden, dass der Verlauf sehr verschieden sein kann. Auf hochaktive Phasen kann eine vollständige Wiederherstellung der Gesundheit folgen.

Diagnose

Die Diagnose erfolgt durch das klinische Bild, durch die Histopathologie und den Befund der Autoantikörper. Das mikroskopische Bild ist typisch. Bei fast allen Patienten sind Autoantikörper, c-ANCA, vorhanden. Die Menge der im Blut zirkulierenden Antikörper muss nicht mit der Aktivität der Erkrankung zusammenhängen. Gleichzeitig sind bei einem akuten Schub unter anderem die Entzündungsmarker CRP und die Blutsenkungsgeschwindigkeit erhöht. Entscheidend für die Diagnose kann der Lungenbefund in der Bildgebung mit Kavitäten (Höhlen; siehe Abb. 15) und Rundherden (Granulome) sein.

Tabelle 4: Stadieneinteilung der Granulomatose mit Polyangiitis

Stadium	Systemische Vaskulitis (außerhalb der oberen Luftwege/Lunge)	Organfunktion vital bedroht	Besonderheiten	Nierenversagen
Lokalisiert	Nein	Nein	keine konstitutionellen Symptome; ANCA typischerweise negativ	Nein
Früh systemisch	Ja	Nein	konstitutionelle Symptome; ANCA positiv oder negativ	Nein
Generalisiert	Ja	Ja	ANCA positiv	Nein
Schwer systemisch	Ja	Ja, Organversagen	ANCA positiv	möglich
Refraktär	Ja	Ja	nicht mehr mit der Standardtherapie behandelbar	möglich

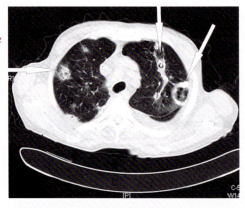

Abbildung 15: Lungenkavernen bei Granulomatose mit Polyangiitis.

Therapie

Die Therapie orientiert sich an dem Krankheitsstadium und der Aktivität der Erkrankung des Patienten. In Tabelle 4 wurde bereits eine Stadieneinteilung dargestellt, stadienadaptierte Therapiemöglichkeiten zeigt Tabelle 5. Wenn die Krankheit den Patienten nur wenig beeinträchtigt, ist eine milde Therapie ausreichend, bei einer Ausdehnung auf mehrere Organe und einer massiven Beeinträchtigung wird auf aggressive Therapieschemata zurückgegriffen. Hierzu zählt

Tabelle 5: Stadienadaptierte Therapiemöglichkeiten

Erkrankungsstadium	Medikation	Dosis
Lokalisiert	Trimethoprim/Sulfamethoxazol oder Methotrexat	2 x 960 mg pro Tag oral
Früh systemisch	Methotrexat und/oder	0,3 mg/kg pro Woche subkutan oder oral
	Prednison	Startdosis 1 mg/kg
Generalisiert (Fauci-Schema)	Cyclophosphamid	2 mg/kg pro Tag oral
	Prednison	Startdosis 1 mg/kg
Generalisiert (Austin-Schema oder CYCLOPS-Schema, Pulstherapie); geringere Langzeittoxizität, geringere Kumulativdosis als Fauci-Schema	Cyclophosphamid	10–20 mg/kg i.v. alle drei Wochen
	Prednison	Startdosis 1 mg/kg
Generalisiert	Rituximab	375 mg/m^2 KOF
	Prednison	Startdosis 1 mg/kg
Schwer systemisch (intensiviertes Fauci-Schema) ± Plasmapherese	Cyclophosphamid	3–4 mg/kg pro Tag
	Prednison	Startdosis 1 mg/kg
Refraktär*	Immunglobulin i.v.	5 x 400 mg/kg i.v.
Refraktär*	Azathioprin (Pulstherapie)	1200 mg i.v. monatlich, 2 mg/kg in Woche 2 und 3
Refraktär*	Mycophenolat	2 x 750–1000 mg/Tag
Refraktär*	Rituximab	375 mg/m^2

* Wirksamkeit nicht eindeutig oder nur in einzelnen Studien erwiesen

die Cyclophosphamid-Pulstherapie. In regelmäßigen Abständen wird eine Infusion von 800 bis 1000 mg Cyclophosphamid verabreicht, gleichzeitig erfolgt eine Gabe von Kortison. Trotz des Risikos gravierender Nebenwirkungen, wie Blasen- und Knochenmarkschädigungen, ist diese Therapie bei schweren Verläufen zurzeit noch das Mittel der Wahl. Seit 2013 ist zudem Rituximab als Alternative zugelassen. Man muss sich vor Augen führen, dass die Granulomatose mit Polyangiitis unbehandelt zum Tode führt. Viele Patienten verstarben vor Einführung der Cyclophosphamid-Therapie innerhalb eines Jahres.

6.5 Eosinophile Granulomatose mit Polyangiitis
(ehemals Churg-Strauss-Vaskulitis, Churg-Strauss-Syndrom)

Definition und Häufigkeit

Jacob Churg und Lotte Strauss beschrieben 1951 ein bestimmtes, bisher in dieser Form nicht näher definiertes Krankheitsbild. Es handelte sich um eine Entzündung der kleinen Gefäße. Gleichzeitig fiel bei den Patienten auf, dass sie unter einem therapieresistenten Asthma litten. Diese Erkrankung wurde zunächst nach diesen beiden Forschern Churg-Strauss-Vaskulitis oder auch Churg-Strauss-Syndrom genannt; seit 2012 wird die Erkrankung als eosinophile Granulomatose mit Polyangiitis bezeichnet. Sie gehört zu den ANCA-assoziierten Vaskulitiden.

Die eosinophile Granulomatose mit Polyangiitis ist immer durch allergische Krankheitserscheinungen wie zum Beispiel Asthma und dazugehörige Blutbildveränderungen charakterisiert. Auf eine Millionen Einwohner kommen ein bis zwei Neuerkrankungen pro Jahr.

Pathogenese

Die Erkrankungsursache ist ungeklärt. Es finden sich jedoch im Blutbild Veränderungen, die normalerweise für allergische Immunreaktionen typisch sind. Eine Untergruppe der weißen Blutkörperchen, die sogenannten „eosinophilen Granulozyten", ist im Blut der Patienten vermehrt zu finden. Diese weißen Blutkörperchen sind normalerweise an der Entstehung allergischer Reaktionen beteiligt. Sie sind bei einer eosinophilen Granulomatose mit Polyangiitis in den Wänden entzündeter Gefäße und befallener Organe zu finden. Diese Beobachtung ist deshalb besonders interessant, weil bei allen Patienten ein Asthma bronchiale vorhanden ist, das auch allergischen Ursprungs sein kann. Der Zusammenhang zwischen der eosinophilen Granulomatose mit Polyangiitis und Asthma ist jedoch bis heute nicht zufriedenstellend geklärt.

In bis zu 70 Prozent aller Patienten sind auch Autoantikörper nachzuweisen, p-ANCA. Diese ähneln zwar den Autoantikörpern, die bei der Granulomatose mit Polyangiitis gefunden werden, jedoch handelt es sich bei der Granulomatose mit Polyangiitis um c-ANCA, die gegen ein anderes körpereigenes Enzym gerichtet sind.

Klinik

Die eosinophile Granulomatose mit Polyangiitis wird im Regelfall in drei Stadien eingeteilt. Die erste Phase ist die „Prodromal-Phase". Hier treten im Wesentlichen allergische Krankheitssymptome auf. So klagen die Patienten über eine länger anhaltend verschnupfte Nase, Nasennebenhöhlenentzündungen und Nasenpolypen. Später tritt ein Asthma bronchiale meist neu hinzu. Eine Ersterkrankung an Asthma im mittleren Lebensalter, ohne dass familiär ähnliche allergische Erkrankungen zu beobachten sind, sollte den behandelnden Arzt stutzig machen. Das Asthma wird im Verlauf der Erkrankung meist schlimmer; es ist nur noch mit Kortison in den Griff zu bekommen.

Im Durchschnitt ein Jahrzehnt später geht die eosinophile Granulomatose mit Polyangiitis dann in ein zweites Stadium über, die sogenannte „eosinophile Phase". Das Blut weist vermehrt eosinophile Granulozyten auf; des Weiteren beginnen diese nun in Organe einzuwandern, daher der Name dieses Stadiums. Die Patienten leiden in dieser Phase oft an Fieber und unter einem Gewichtsverlust, sie fühlen sich abgeschlagen. Luftnot und Magen-Darm-Beschwerden wie Durchfälle, Schmerzen und Übelkeit werden ebenfalls oft berichtet.

Auf dem Röntgenbild sieht man im Bereich der Lunge Auffälligkeiten, die mit der Einwanderung von Zellen in die Organe zusammenhängen. Auch das Herz kann betroffen sein. Die weißen Blutkörperchen führen dort zu einer Schwäche des Herzens oder auch zu Herzklappenfehlern.

Im dritten Stadium, der „vaskulitischen Phase", ist das Vollbild der Erkrankung zu finden. Muskelschmerzen, Gelenkschmerzen, Fieber und Leistungseinbruch sind unspezifische Symptome. Lungenblutungen und Bluthusten zeigen eine Gefäßschädigung der Atemwege an. Nervenausfälle sind fast die Regel, Empfindungsstörungen im Rahmen einer Polyneuropathie oder ganz umschriebene Lähmungen kommen bei einer „Mononeuritis multiplex" vor. Dies wird durch die Schädigung kleinster, Nerven versorgender Gefäße verursacht. Hautgefäße sind vielfach betroffen. Erscheinungen wie rötliche, erhabene Flecken oder punktförmige Hautblutungen sind nicht selten. Auch die Niere kann befallen sein, weniger häufig kommt es zum Nierenversagen. Der Arzt findet dann im Urin Eiweiße oder auch kleine, für das Auge nicht sichtbare Mengen an Blut. Im schlimmsten Falle einer Nierenschädigung kann eine Blutwäsche nötig sein.

Die Prognose des Patienten hat sich durch die verschiedenen Therapiemöglichkeiten dramatisch verbessert. Negativ wirken sich je nach Schwere die Herz-, Lungen- und Nierenbeteiligung aus.

Die Diagnose wird anhand der typischen Krankheitserscheinungen (spät einsetzendes, therapieresistentes Asthma, „allergische Nase", Haut), des Laborbefundes (vermehrte weiße Blutkörperchen, Eosinophilie, p-ANCA) und einer Biopsie möglicher befallener Organe gestellt. Es gilt zu beachten, dass es keinen eindeutigen Marker für die eosinophile Granulomatose mit Polyangiitis gibt.

Therapie

Die Therapie gestaltet sich wie bei Granulomatose mit Polyangiitis, da es aufgrund der geringen Patientenzahlen kaum eigene Studien zur Wirksamkeit bestimmter Therapien gibt. Aufgrund der Ähnlichkeit der Krankheitsbilder nimmt man jedoch an, dass die Erfolgs- und Ansprechraten vergleichbar hoch sind.

Basis der Therapie ist das Kortison, welches in vielen Fällen als alleinige Therapie ausreichend sein kann. Bei einer schwerer ausgeprägten Erkrankung kann zusätzlich eine Behandlung mit Cyclophosphamid notwendig werden. Dies zeigt in der Regel einen guten Erfolg, trotzdem muss mit Rückfällen gerechnet werden. Bei ruhender Krankheitsaktivität gibt es mehrere medikamentöse Möglichkeiten, um ein Wiederaufflackern der Krankheit zu verhindern. Es können Methotrexat, Mycophenolsäure, Azathioprin oder auch Kortison zur „Rezidiv-Prophylaxe" eingesetzt werden. Zwar ist hier die Datenlage zum Behandlungserfolg etwas weniger eindeutig, jedoch ist ein Vorteil gegenüber einer Nichtbehandlung gesichert. Unter einer Behandlung verlängert sich die krankheitsfreie Zeit.

In sehr schwerwiegenden Fällen stehen neuartige Therapieansätze zur Verfügung, die jedoch noch experimentellen Charakter haben. Dieses sind z. B. Biologika; hierunter fallen TNF-alpha-Blocker wie Etanercept oder Antikörper, die bestimmte weiße Blutkörperchen ausschalten, wie Rituximab, Mepolizumab oder Basiliximab. Interferon-Therapien, Immunglobulin-Gaben und spezielle Blutwäscheverfahren können ebenfalls durchgeführt werden. Schwerwiegender ist ein Heilversuch mittels Knochenmarktransplantation. Die Wirksamkeit dieses Verfahrens muss sich noch erweisen, es muss mit zahlreichen und gravierenden Nebenwirkungen gerechnet werden.

6.6 Mikroskopische Polyangiitis (MPA)

Definition und Häufigkeit

Die mikroskopische Polyangiitis (MPA) gehört zu den ANCA-assoziierten Gefäßentzündungen. Bei der MPA kommt es zu einer Entzündung an kleinen Gefäßen, die oft erst unter dem Mikroskop erkennbar ist. Wie bei den anderen Vaskulitiden kommt es zu einer Fehlregulation des Immunsystems, deren Ursache unbekannt ist. Die Erkrankung gehört zu den selteneren der Gefäßentzündungen. Pro Millionen Einwohner erkranken pro Jahr 6–8 neu an dieser Krankheit.

Pathogenese

Die immunologische Entstehung der mikroskopischen Polyangiitis ist nicht im Detail geklärt, aber es ist wahrscheinlich, dass spezifisch nachweisbare Autoantikörper (p-ANCA) eine Rolle spielen. Diese Autoantikörper richten sich gegen eine bestimmte Gruppe der weißen Blutkörperchen, die neutrophilen Granulozyten. Wenn diese Autoantikörper nun die weißen Blutkörperchen erreichen und sich an sie binden, führt dies im Blut und somit an den Gefäßwänden zu einer Ausschüttung von entzündungsauslösenden Stoffen. Normalerweise sollten diese Stoffe nur Krankheitserreger zugrunde richten. In diesem Falle kann es zu einer Schädigung und Entzündung der Gefäßwand kommen und auch die Organe, die in den von diesen Gefäßen versorgten Gebieten liegen, können geschädigt werden.

Klinik

Patienten, die an einer mikroskopischen Polyangiitis leiden, berichten sehr häufig über Fieber, Abgeschlagenheit, Gewichtsverlust und einen Leistungseinbruch. Nachtschweiß kommt oft hinzu. Vielfach wird ein Hörsturz erlitten, auch Entzündungen des Auges sind möglich. Viele Patienten klagen über Lähmungen und Empfindungsstörungen, besonders der Arme und Beine; daneben sind Gelenkbeschwerden und schmerzhafte Hauterscheinungen vorhanden. Diese Hauterscheinungen sind kleine, erhabene rötliche Knötchen, die sehr schmerzhaft und druckempfindlich sind (palpable Purpura).

Entscheidend für den Verlauf der mikroskopischen Polyangiitis ist, ob die Lungen und die Nieren von der Erkrankung mitbetroffen sind. Bei den Atemwegen, insbesondere den Lungen, zeigt sich dies durch Bluthusten und Atemnot. Wenn der Gasaustausch der Lunge eingeschränkt ist, kann dies lebensbedrohlich werden. Dann kann eine Sauerstoff-Therapie oder eine künstliche Beatmung über eine Maschine notwendig werden. Häufig stehen allerdings die zum Teil schweren Nierenschäden im Vordergrund; diese können so weit gehen, dass die Niere nicht mehr funktioniert und eine Blutwäsche, Dialyse, notwendig wird. Erste Hinweise, dass die Nieren beteiligt sind, gibt der Nachweis von Eiweißen und Blut im Urin. Des Weiteren tritt oft ein Bluthochdruck auf, der eine Folge der Nierenschädigung ist.

Wenn sowohl die Lunge als auch die Nieren stark betroffen sind, wird dies auch als „pulmo-renales" Syndrom bezeichnet. Selbst diese schwerste Form der mikroskopischen Polyangiitis kann mit einer immunsuppressiven Behandlung so behandelt werden, dass es zu einer vollständigen Erholung von Nieren und Lungen kommt. Die Diagnose erfolgt anhand der Symptome, durch Laboruntersuchungen und gegebenenfalls durch eine Nierenbiopsie. Im Labor sind die charakteristischen Autoantikörper, p-ANCA, nachweisbar. Die Entzündungsaktivität, angezeigt durch CRP (C-reaktives Protein) und die Blutsenkungsgeschwindigkeit, ist ebenfalls erhöht. Finden sich in der Nierenbiopsie nun auch noch spezielle Veränderungen, die eine Organschädigung beweisen, kann die Diagnose als gesichert gelten. In Einzelfällen kann die genaue Zuordnung zu einer bestimmten ANCA-assoziierten Vaskulitis sehr schwer oder gar unmöglich sein.

Therapie

Die mikroskopische Polyangiitis führt ohne immunsuppressive Therapie in der Regel zum Tode. Durch die medikamentöse Therapie kann die Erkrankung in fast allen Fällen zum Stillstand gebracht werden. Die Therapie richtet sich dabei nach der Aktivität der Erkrankung und danach, welche Organe befallen sind. Relativ häufig kann bei einer geringen Krankheitsaktivität, und wenn keine Nieren- oder Lungenbeteiligung vorliegt, eine Therapie mit Kortison erfolgreich sein. Bei einer Beteiligung von Nieren oder Lungen ist die Therapie aggressiver und es wird zusätzlich zum Kortison Cyclophosphamid oder Rituximab gegeben. Generell wird ein ähnliches Therapieschema wie bei einer Granulomatose mit Polyangiitis eingesetzt (siehe auch dort).

6.7 Panarteriitis nodosa (PAN)

Definition und Häufigkeit

Die Panarteriitis nodosa wurde erstmals im 19. Jahrhundert durch Adolf Kussmaul und Robert Maier beschrieben; die nun gültige Definition der Erkrankung wurde 1992 festgelegt. Es handelt sich um eine Entzündung der mittelgroßen Arterien. In bis zu 30 Prozent der Fälle wird gleichzeitig eine Hepatitis-B-Infektion festgestellt. Pro Jahr sind 2–9 Neuerkrankungen pro 1 Million Einwohner zu finden. Männer erkranken zweimal häufiger als Frauen.

Pathogenese

Die Krankheitsentstehung ist im Detail noch nicht geklärt. In bis zu 30 Prozent aller Erkrankungen wird eine Infektion mit Hepatitis B diagnostiziert. Bei diesen Patienten finden sich sogenannte Immunkomplex-Ablagerungen in den geschädigten Gefäßen. Diese Ablagerungen sind Antikörper, die sich an einen bestimmten Teil des Hepatitis-B-Virus gebunden haben und sich dann in Geweben festsetzen. Diese Ablagerungen können in den Geweben Entzündungen auslösen. Im weiteren Verlauf der Erkrankung kommt es zu einer Schädigung der Gefäßwand. Es können sich Gerinnsel an der Wand festsetzen, die zu einem Verschluss des Gefäßes führen. Organe oder Gewebe, die durch dieses Gefäß versorgt werden, können durch die verminderte Durchblutung und den dadurch bedingten Nährstoff- und Sauerstoffmangel geschädigt werden. Die Gerinnsel können auch fortgerissen werden und in anderen Organen zu Infarkten führen. Oft bilden sich durch die Schädigung der Gefäßwand Aussackungen, die zum Teil sehr instabil sein können. Diese Aussackungen werden Aneurysmen genannt. Diese Aneurysmen füllen sich häufig mit Gerinnseln; diese Gerinnsel können tief in der Haut liegen und lassen sich von außen als Knötchen tasten, daher der Namenszusatz „nodosa" (= Knötchen).

Klinik

Oft sind es wenig spezifische Symptome, weshalb der erkrankte Patient den Arzt aufsucht. Häufig sind es Fieber, ein Leistungseinbruch, Schwäche und Gelenkschmerzen. Eindeutiger ist die Panarteriitis nodosa zu diagnostizieren, wenn sie andere Symptome zeigt, was fast immer im Laufe der Zeit der Fall ist. So können Magen-Darm-Beschwerden mit Schmerzen oder auch blutige Durchfälle auftreten; eine Minderversorgung des Darmes mit Sauerstoff und Nährstoffen infolge der Gefäßerkrankung ist hier die Ursache. Hier muss sofort ärztlich eingegriffen werden, da die Gefahr eines Darmdurchbruchs besteht und da die damit verbundene schwere Infektion lebensbedrohlich sein kann.

Die Nieren sind häufig betroffen. Wenn die zur Niere führenden Arterien verengt sind, kommt es in leichten Fällen zum Bluthochdruck, in schweren Fällen kann dies bis zum Nierenversagen führen. Dies bedeutet, dass der Patient für den Rest seines Lebens an die Dialyse (Blutwäsche) muss und seine Lebensqualität dadurch stark eingeschränkt wird.

Eine Entzündung der Hautgefäße kann zu nicht heilenden, offenen Stellen führen, besonders an den Beinen. Oft ist auch ein Ausschlag festzustellen oder derbe Knötchen sind zu tasten. Im weiteren Verlauf kann es zum Absterben ganzer Gliedmaßen oder von Teilen davon kommen. Ein Raynaud-Phänomen, das heißt, schmerzhafte Krämpfe der Handgefäße, die zu einer Blaufärbung der Finger führen, ist nicht immer nachweisbar.

Auch das Herz kann am Krankheitsgeschehen beteiligt sein; Herzinfarkte, Herzrhythmusstörungen und Herzschwäche können auftreten.

Die Panarteriitis nodosa kann auch das Nervensystem angreifen. Empfindungsstörungen in den Armen oder Beinen wie zum Beispiel ein Brennen oder Ameisenlaufen sind typisch für eine Polyneuropathie, eine Nervenschädigung, die auch bei Diabetikern oder Alkoholikern auftritt. Die Ursache ist bei diesen Patientengruppen allerdings eine andere. Lähmungen und Ausfälle umschriebener Nerven führen dazu, dass Teile des Gesichts oder der Arme und Beine nicht mehr willentlich bewegt werden können. Schlussendlich wird auch das zentrale Nervensystem von der Erkrankung befallen. Schlaganfälle können folgen. Ein Nachlassen der intellektuellen Leistungsfähigkeit, Krämpfe oder sehr häufig auch Blindheit sind ernsthafte und schwerwiegende Symptome einer Beteiligung des zentralen Nervensystems.

Die Diagnose wird durch das Gesamtbild der Symptome gestellt; Labor- und Röntgenuntersuchungen sowie Biopsien betroffener Gebiete stützen die Diagnose. Die Patienten leiden an einer Blutarmut, es zeigen sich eine erhöhte Blutsenkungsgeschwindigkeit und selten auch Autoantikörper der ANCA-Klasse im Blut. Röntgenuntersuchungen mit Kontrastmittel zeigen knötchenförmige Aussackungen in den betroffenen Arterien, die die Wandschwächen der Gefäße veranschaulichen. In den Biopsien dieser Gefäße findet man in allen Bereichen der Wand Entzündungszellen.

Die Prognose ist ohne Behandlung schlecht, die Überlebensrate liegt bei 10–15 Prozent nach 5 Jahren. Mit einer Behandlung kann man erreichen, dass nach 5 Jahren noch 90 Prozent aller behandelten Patienten leben.

Therapie

Es gibt eine wirksame medikamentöse Behandlung dieser Krankheit. Diese besteht in einer Kombination von Kortison mit Cyclophosphamid. Bei schweren Verläufen hat sich auch der Einsatz der Plasmapherese bewährt. Bei einer Hepatitis-B-assoziierten Panarteriitis sollte auch eine Therapie der Hepatitis-Infektion erfolgen. Weitere Therapiemöglichkeiten leiten sich aus den Erfahrungen mit der Granulomatose mit Polyangiitis ab. Für diese sehr ähnliche Erkrankung wurden bereits größere Medikamentenstudien durchgeführt. Es können in der ruhenden Krankheitsphase durchaus andere Medikamente wie zum Beispiel Azathioprin, Methotrexat oder auch Mycophenolsäure zum Einsatz kommen.

6.8 IgA-Vaskulitis

Definition und Häufigkeit

Die IgA-Vaskulitis ist auch unter den Namen Purpura Schoenlein-Henoch oder Hypersensitivitäts-Purpura bekannt. Es ist eine Entzündung der kleinen Hautgefäße, der Schleimhäute oder auch der Niere.

Sie kommt gehäuft bei Jungen vor, allerdings gibt es auch Fälle, in denen diese Erkrankung bei Erwachsenen höheren Alters auftritt. In der Vorgeschichte findet sich zumeist ein vor Kurzem durchgemachter Infekt.

Pathogenese

Die Ursache für diese Erkrankung ist bisher ungeklärt. Auffällig ist, dass viele Patienten kurz zuvor eine Infektion durchgemacht haben. Das mikroskopische Bild zeigt Entzündungszellen in und um kleine Blutgefäße, einige von ihnen sind auch verschlossen oder nicht mehr vital, nekrotisch. Mittels Spezialuntersuchungen sind Ablagerungen einer bestimmten Gruppe von Antikörpern erkennbar, Antikörper gegen IgA. Diese finden sich auch in den Nieren. Eine vorübergehende Störung des Immunsystems ist nahe liegend.

Klinik

Patienten berichten oft zuerst über Fieber und Beschwerden im Magen-Darm-Bereich. Das können Bauchschmerzen, Übelkeit, Erbrechen oder Blutbeimengungen im Stuhl sein. Zudem sind meist die Gelenke betroffen. Bevorzugt sind Knie- und Fußgelenke geschwollen und schmerzhaft. Hand- und Fingergelenke zeigen sich so gut wie immer beschwerdefrei.

Hautausschlag

Schlagartig tritt dann früher oder später ein Ausschlag auf; bevorzugt in den unteren Körperregionen. Der Ausschlag (palpable Purpura) zeichnet sich dadurch aus, dass erhobene, rötliche Flecken über dem eigentlichen Hautniveau zu sehen sind. Er beschränkt sich zumeist auf die Vorderseiten der Beine und die Po-Region.

Niere

Vorübergehend kann sich eine Krankheitsbeteiligung der Nieren zeigen. Diese ist in der Regel leicht und vorübergehend, das heißt, es finden sich kleine Blutbeimengungen oder auch Eiweißausscheidungen im Urin. In seltenen Fällen kann sich die Nierenfunktion verschlechtern oder auch ganz ausfallen. Dies ist die schwerste Komplikation.

Andere Organe

Ebenfalls selten sind Hirnblutungen, Lungenblutungen, Entzündungen der Bauchspeicheldrüse und eine Herzbeteiligung. Die IgA-Vaskulitis ist an sich selbstbegrenzend; schwere Verläufe sind selten.

Diagnose

Wegweisend für die Diagnose sind die Anamnese und das klinische Erscheinungsbild: palpable Purpura (tastbare Verfärbungen), Magen-Darm-Beschwerden, Gelenkbeschwerden. Laborparameter liefern weitere Hinweise, so ist der Antikörpertyp IgA im Serum erhöht, zudem sind sogenannte zirkulierende Immunkomplexe zu finden. Ein hohes CRP oder eine erhöhte Blutsenkungsgeschwindigkeit können die Entzündungsaktivität anzeigen. Eiweiße und Blut finden sich bei einer Nierenbeteiligung im Urin. Auch hier bietet erst die Histopathologie Sicherheit. Anhand einer Biopsie aus betroffenen Arealen, gegebenenfalls auch aus der Niere, kann die Diagnose gestellt werden.

Therapie

Die Therapie erfolgt nur symptomatisch, da die IgA-Vaskulitis selbstlimitierend ist und ohne Folgeschäden ausheilt (soweit keine schwere Nierenbeteiligung vorliegt). Nur in den Fällen, in denen eine schwere Nierenbeteiligung vorliegt, wird mit Kortison oder auch mit Cyclophosphamid behandelt. Die Prognose ist sehr gut, nur wenige Patienten erleiden Rückfälle.

6.9 Kryoglobulinämie (kryoglobulinämische Vaskulitis)

Definition und Häufigkeit

Die kryoglobulinämische Vaskulitis ist eine Erkrankung, die mit Hepatitis C, Lymphomen oder auch anderen Autoimmunerkrankungen eng verknüpft ist. 50–90 Prozent aller Patienten mit einer Kryoglobulin-Vaskulitis sind mit Hepatitis C infiziert. Im Rahmen der Vaskulitis kommt es zu einer Entzündung der kleinen Gefäße, vor allem in den Armen und Beinen.

Pathogenese

Es finden sich im Blut dieser Patienten Eiweißstoffe, bei denen es sich meist um Antikörper handelt (Kryoglobuline), die gerade bei niedrigen Temperaturen (= Kryo) in der Lage sind, Gefäße zu verschließen und eine Entzündung hervorzurufen.

Da in den Armen und Beinen niedrigere Temperaturen auftreten als im restlichen Körper, ist hier der bevorzugte Ort für Entzündungen und Gefäßverschlüsse durch Kryoglobuline, welche spezielle Antikörper-Komplexe darstellen. Das Vorkommen der Kryoglobuline alleine muss noch nicht heißen, dass eine Krankheit vorliegt. Viele Patienten weisen solche Antikörper-Komplexe auf, ohne Beschwerden zu zeigen. Zurzeit geht man davon aus, dass sich solche Komplexe aufgrund einer andauernden Aktivierung der Antikörper produzierenden weißen Blutzellen bilden. Dies erklärt das gehäufte Zusammentreffen einer Kryoglobulinämie mit einer Hepatitis C oder auch mit Lymphomen beziehungsweise mit Autoimmunerkrankungen.

Klinik

Der Patient leidet oft unter Fieber, Müdigkeit und einer Leistungsschwäche. Zudem kommen Schwellungen und Schmerzen der Handgelenke, Kniegelenke oder sogar der Hüftgelenke vor. Ein Raynaud-Phänomen ist häufig vorhanden; dies zeigt sich in schmerzhaften Gefäßkrämpfen, meist in der Hand. Unter Kälteeinwirkung oder spontan kommt es zu einer bläulichen Verfärbung der Hände; nach einiger Zeit löst sich der Gefäßkrampf und es kommt zu einer reaktiven Wiederdurchblutung. Sowohl die blutarme als auch die blutreiche Phase können schmerzhaft sein.

An der Haut kann es zu Einblutungen und zum Absterben einzelner Bereiche kommen. In schweren Fällen sind die Nieren befallen; ein Bluthochdruck stellt sich ein und der Arzt kann mittels Testverfahren dann auch Proteine und Blut im Urin nachweisen. Der Nierenschaden kann so gravierend sein, dass eine Dialyse (Blutwäsche) notwendig wird.

Das Nervensystem kann durch die Krankheit auch betroffen sein. Dies macht sich durch Missempfindungen, wie zum Beispiel Brennen oder „Ameisenlaufen" in den Armen und Beinen bemerkbar. Ein Taubheitsgefühl kann auf die richtige Diagnose hinweisen. Erschwerend kommt hinzu, dass auch das zentrale Nervensystem manchmal mitbetroffen ist. Es stellen sich psychische Symptome ein, kognitive Defizite treten auf.

Die verschiedenen Symptome sowie spezielle Labortests, die die im Blut befindlichen Antikörper-Komplexe nachweisen, führen zur Diagnose.

Therapie

Liegt bei einem Vaskulitis-Patienten gleichzeitig eine Hepatitis-C-Infektion vor, so wird zuerst die Hepatitis C behandelt; in der Regel verbessert sich dadurch auch die Vaskulitis. Hierzu werden Interferon alpha, Ribavirin sowie neuere antivirale Medikamente eingesetzt. Die Medikamente bewirken, dass das Hepatitis-C-Virus im Blut nicht mehr nachweisbar ist.

Ist die Vaskulitis lebensbedrohlich, so ist ein Behandlungsversuch mit Kortison und Cyclophosphamid angezeigt; gleichzeitig sollte eine Plasmaseparation durchgeführt werden. Dies ist eine besondere Art der Blutwäsche, bei der die Bluteiweiße des Patienten durch solche von Gesunden ausgetauscht werden. Ist der Patient nach dieser Behandlung in einer inaktiven Krankheitsphase, so wird empfohlen, dass das Hepatitis-C-Virus danach über Medikamente entfernt wird (wie oben dargestellt). Als neuere Therapieoption steht Rituximab zur Verfügung, das in mehreren Studien eine Wirksamkeit zeigen konnte, ohne dass die Virushepatitis sich verschlechtert hätte.

Geht die Vaskulitis nicht mit einer Hepatitis-C-Infektion einher, so muss keine Virusentfernung durchgeführt werden. Die Behandlung erfolgt in diesem Fall mit immunsupprimierenden Medikamenten wie Kortison beziehungsweise Cyclophosphamid oder Rituximab.

7 Kollagenosen

7.1 Allgemeines

Unter dem Begriff Kollagenosen, der Anfang des 20. Jahrhunderts geprägt wurde, sind chronisch-rheumatische Erkrankungen des Bindegewebes und der Fasern in den Zellzwischenräumen zusammengefasst. Generell ist bei allen Kollagenosen auffällig, dass Frauen viel häufiger als Männer erkranken, was mutmaßen lässt, dass die weiblichen Hormone bei der Entstehung der Erkrankungen eine Rolle spielen könnten. Im Gegensatz zum „gewöhnlichen Rheuma", der sogenannten rheumatoiden Arthritis, stehen bei den Kollagenosen die Gelenkbeschwerden nicht so sehr im Vordergrund. Eine Gelenk zerstörende Entzündung wird nur sehr selten beobachtet. Die klinische Symptomatik ist bei den einzelnen Patienten äußerst verschieden. Die Prognose aller Kollagenosen hängt davon ab, ob und welche inneren Organe beteiligt sind. Wichtig ist zu wissen, dass die meisten Kollagenosen prinzipiell auch unter dem Bild einer Gefäßentzündung, also Vaskulitis, verlaufen können. Dies kann zu schwersten Schäden der inneren Organe führen. Die Funktion der inneren Organe zu überwachen, damit bei einem Befall sofort eine entsprechende Therapie eingeleitet werden kann, ist der wichtigste Teil einer erfolgreichen Behandlung von Kollagenosen.

7.2 Systemischer Lupus erythematodes

Definition und Häufigkeit

Der systemische Lupus erythematodes (SLE) ist eine Autoimmunerkrankung, die zu den Kollagenosen gezählt wird. Der Begriff leitet sich aus dem Lateinischen beziehungsweise Griechischen ab (lat.: lupus = Wolf; griech.: erythema = Röte). Für die Assoziation mit dem

Wolf finden sich unterschiedlichste Erklärungen. Die Ähnlichkeit des typischen Hautausschlags im Gesicht einiger Patienten mit dem Biss eines Wolfes beziehungsweise mit der Maske eines Wolfes findet sich am häufigsten. Erstbeschreiber der Erkrankung ist Pierre Cazenave (1851). So hat sich die Begrifflichkeit „Lupus erythematodes" über mehrere Jahrzehnte gehalten. Die Erkrankung betrifft vor allem junge Frauen, die in der Regel zwischen dem 25. und 35. Lebensjahr erkranken. Die Anzahl der jährlichen Neuerkrankungen in Mitteleuropa beträgt 6–7 auf 100 000 Einwohner.

Pathogenese

Die Ursache, warum es zu krankhaften Veränderungen des Immunsystems kommt, warum körpereigene Strukturen angegriffen und geschädigt werden, ist bislang ungeklärt. Es werden verschiedenste Theorien diskutiert.

Die Kombination einer genetischen Veranlagung mit hormonellen Faktoren, äußeren Einflüssen und unbekannten Ursachen führt zu dieser Störung des Immunsystems. Warum die Lymphozyten, Zellen des Immunsystems, bei Patienten mit einem systemischen Lupus erythematodes eigene und fremde Strukturen teilweise nicht unterscheiden können, ist unbekannt. Diese Lymphozyten sind mitverantwortlich dafür, dass Antikörper gegen körpereigene Strukturen gebildet werden. Sie können auch im Blut nachgewiesen werden. Diese Antikörper zirkulieren im Blut durch den ganzen Körper und haben die Eigenschaft, sich an bestimmte Gewebe zu binden. Dort können sie dann Entzündungsreaktionen auslösen.

Klinik

Das klinische Bild des systemischen Lupus erythematodes ist komplex und mannigfaltig. Da verschiedene Organsysteme betroffen sind und die Ausprägungen sich von Patient zu Patient stark unterscheiden können, wird diese Krankheit häufig auch erst sehr spät diagnostiziert. Im Vordergrund stehen Gelenkbeschwerden, eine allgemeine

Tabelle 6: Klassifikationskriterien des American College of Rheumatology für SLE (genauere Erklärungen zu den Kriterien finden Sie auf den folgenden Seiten)

11 ACR-Kriterien
– Schmetterlingserythem
– diskoider Lupus erythematodes
– Photosensitivität
– Beteiligung der Mundschleimhaut (Ulzera)
– nicht erosive Arthritis
– Serositis (Perikarditis oder Pleuritis)
– pathologische Nierenbefunde
– neurologische Veränderungen (Psychosen, Krampfanfälle)
– hämatologische Veränderungen: hämolytische Anämie mit Retikulozytose und/oder Leukozytopenie < 4000/µl oder Lymphozytopenie < 1500/µl oder Thrombozytopenie < 100 000/µl
– immunologische Auffälligkeiten (Anti-DNS, -Sm, Antiphospholipid-Antikörper)
– antinukleäre Antikörper (ANA) in der Immunfluoreszenz

Abgeschlagenheit, Fieber, Lymphknotenschwellungen, Hautveränderungen (Schmetterlingserythem, erhöhte Photosensibilität), Veränderungen im Blutbild und eine immunologisch bedingte Entzündung der Niere, die unbehandelt bis zum Nierenversagen führen kann. Aufgrund der klinischen Vielfalt erstellte die amerikanische Gesellschaft für Rheumatologie 1982 die sogenannten ACR-Kriterien; 1997 hat sie diese Kriterien modifiziert. ACR steht hier für American College of Rheumatology. Hier sind elf Merkmale aufgeführt; von ihnen müssen mindestens vier erfüllt sein, damit bei einem Patienten von einem systemischen Lupus erythematodes gesprochen werden kann.

Haut

Die Haut als größtes Organ des Menschen ist beim systemischen Lupus erythematodes sehr häufig betroffen. Wichtig ist die Unterscheidung zwischen einer Hautbeteiligung als Mosaikstück eines sys-

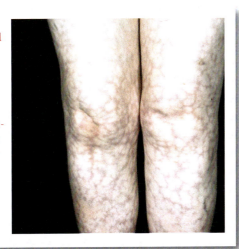

Abbildung 16: Typischer Hautbefund einer sogenannten Livedo racemosa bei einem Patienten mit systemischem Lupus erythematodes. Die netzartigen Verfärbungen der Haut sind ein Zeichen einer Durchblutungsstörung.

Dieses Bild verdanken wir Herrn Privatdozent Dr. J. Dissemond, Klinik für Dermatologie, Universitätsklinikum Essen.

temischen Lupus erythematodes und der isolierten Hautbeteiligung als eigenständiges Krankheitsbild. Die isolierte Erkrankung der Haut bezeichnet man als diskoiden Lupus erythematodes (DLE) im Gegensatz zum systemischen Lupus erythematodes. Die Läsionen beim diskoiden Lupus erythematodes ähneln denen beim systemischen Lupus erythematodes. Sie fallen durch einen geröteten Randwall auf, mit einem eingezogenen Zentrum, welches häufig von Schuppen bedeckt ist. Diese Läsionen sind besonders berührungsempfindlich. Sowohl beim systemischen wie auch beim diskoiden Lupus erythematodes kommt es zu Rötungen vor allem an sonnenexponierten Stellen im Gesicht, im Nacken oder hinter den Ohren. Hier spricht man von Photosensitivität. Aber auch auf der Brust oder auf den Schultern findet man solche Veränderungen. Diese typischen Läsionen im Gesicht, die die Form eines Schmetterlings haben, werden häufig als sogenanntes Schmetterlingserythem beschrieben. Besonders charakteristisch für den Hautbefall beim systemischen Lupus erythematodes sind auch netzartige Verfärbungen der Haut, die sogenannte Livedo racemosa (siehe Abb. 16). Bei dieser Hauterscheinung liegt häufig ein sekundäres Antiphospholipidsyndrom (APS) vor. Ebenfalls kann es im Zuge der Hautveränderungen auch zu Haarausfall kommen. Da die Haut bei den meisten Patienten ein guter Indikator für die Krankheitsaktivität ist, sollte sie besonders sorgfältig untersucht werden, inklusive der Mundschleimhäute, Haaransätze, Ohrmuscheln und Hände.

Skelettsystem

Viele Patienten klagen über Gelenkschmerzen, die häufig uncharakteristisch sind. In manchen Fällen findet man aber dennoch die klassischen Zeichen einer Gelenkentzündung (Arthritis): Schwellung, Druckschmerz und eingeschränkte Beweglichkeit. Obwohl prinzipiell jedes Gelenk betroffen sein kann, sind meistens die kleinen Fingergelenke (Grund- und Mittelgelenke), die Handgelenke und die Kniegelenke beidseits betroffen. Das Gelenkbefallsmuster ähnelt häufig dem einer rheumatoiden Arthritis, was eine Unterscheidung schwierig machen kann. Im Gegensatz zur rheumatoiden Arthritis ist die Arthritis beim systemischen Lupus erythematodes nicht erosiv, das heißt, sie zerstört kein Knorpel- oder Knochengewebe. Eine Sonderform ist die sogenannte Jaccoud-Arthropathie, bei der es durch eine Zerstörung des die Gelenke umgebenden Bandapparates zu schweren Verformungen der Finger mit Funktionsverlust kommen kann.

Niere

Der Niere kommt bei der klinischen Beurteilung des systemischen Lupus erythematodes eine besondere Rolle zu. Nicht nur weil die Hälfte bis zwei Drittel der Patienten eine Beteiligung der Niere aufweisen, sondern vielmehr, weil die Niere entscheidend an der Prognose der Krankheit beteiligt ist. Das Ziel bei einem Patienten mit bekanntem systemischem Lupus erythematodes sollte es sein, eine Nierenbeteiligung so früh wie möglich zu erkennen. Die ersten klinischen Zeichen sind geschwollene Knöchel und ein vermehrter Harndrang. Der erste Laborparameter, der auffällig ist, ist die Proteinurie (> 500 mg/24 Stunden), das heißt das Ausscheiden von Eiweißen mit dem Urin. Dies lässt sich einfach mit einem Streifentest im Urin nachweisen. Bei einem positiven Streifentest sollte in jedem Fall ein 24-Stunden-Urin auf Proteine und Kreatinin untersucht werden. Auch das Vorhandensein von weißen oder roten Blutkörperchen ohne Anzeichen für eine Blasenentzündung ist auffällig. Erhärtet sich der Verdacht eines Organbefalls im Rahmen eines systemischen Lupus erythematodes, sollte eine kleine Menge an Nierengewebe durch eine Biopsie der Niere entnommen werden, um histologisch sicher sagen zu können, welcher Grad einer Lupusnephritis vorliegt. Die World Health Organization (WHO) unterscheidet sechs verschiedene Klassen, die unterschiedliche therapeutische Vorgehensweisen verlangen.

Blut

Alle Zellen im Blut können krankhafte Veränderungen aufweisen. So findet man bei einigen Patienten eine verminderte Anzahl an Lymphozyten (Lymphozytopenie) und Thrombozyten (Thrombozytopenie). Eine wirklich krankhafte Veränderung liegt allerdings nur vor, wenn sich diese Befunde auch ohne Medikamente zeigen; viele Medikamente selbst haben eine suppressive Wirkung, das heißt, sie vermindern die Zellzahlen.

Die serologischen Parameter wie die Autoantikörper und Komplement sind mit die wichtigsten Laborparameter für die Diagnosestellung und die weitere Verlaufsbeobachtung. Wenn antinukleäre Antikörper (ANA) vorhanden sind, das heißt Antikörper, die gegen Zellkernbestandteile gerichtet sind, erlaubt dies nicht die Diagnose systemischer Lupus erythematodes, gibt aber bei deutlicher Erhöhung einen starken Hinweis auf eine Autoimmunerkrankung.

Können im weiteren Verlauf Antikörper gegen doppelsträngige DNA (Anti-dsDNA) gefunden werden, so ist dies schon wesentlich spezifischer. Der Nachweis dieser Antikörper wird nicht nur zur Diagnostik genutzt, sondern gilt auch als einer der Verlaufsparameter, der mit der klinischen Aktivität am verlässlichsten übereinstimmt. Antikörper gegen das Antigen Sm sind eher von diagnostischer Bedeutung und lassen keine Rückschlüsse auf die klinische Aktivität zu. Neben den Autoantikörpern ist die Bestimmung der Komplementproteine

C3 und C4 eine entscheidende Hilfe, denn häufig liegt ein Verbrauch der Komplementproteine vor, sodass diese Werte erniedrigt sind. Ein fallender Verlauf der Komplementfaktoren bei gleichzeitigem Anstieg der Anti-dsDNA-Autoantikörper ist häufig bei einem bevorstehenden heftigeren Krankheitsverlauf beobachtet worden. Diese Parameter sind Hilfsparameter, die bei bekanntem systemischem Lupus erythematodes regelmäßig untersucht werden sollten, aber immer nur ergänzend zu den klinischen Befunden und nie isoliert betrachtet werden sollten.

Nerven

Eine Reihe neuropsychiatrischer Auffälligkeiten sind bei Patienten mit systemischem Lupus eythematodes beschrieben, die bisher aber nur schlecht verstanden sind. Das häufigste Krankheitsbild ist hier der Lupus-Kopfschmerz. Dieser ist definitionsgemäß andauernd vorhanden und mit den geläufigen Schmerzmedikamenten nicht behandelbar. Schwerwiegendere Befunde sind der Befall der Hirnnerven, die bis zur Erblindung und zu Ohrgeräuschen (Tinnitus) führen können oder das Auftreten epileptischer Anfälle. Diese Diagnosen werden aber sehr selten gestellt.

Sonstiges

Auch die Häute, die das Herz (Herzbeutel, Perikard) und die Lunge (Rippenfell, Pleura) umschließen, können sich entzünden. Diese Entzündungen, die sogenannte Herzbeutelentzündung (Perikarditis) beziehungsweise Rippenfellentzündung (Pleuritis), sind nicht nur meist schmerzhafte, sondern auch ernsthafte Erkrankungen. Daher sollten stechende Schmerzen bei der Atmung und im Brustkorb immer kritisch beobachtet werden. Sowohl die Herzbeutel- als auch die Rippenfellentzündung müssen sofort therapiert werden, um Folgeschäden an den Organen zu vermeiden. Gegebenenfalls müssen Flüssigkeitsansammlungen, die durch die Entzündungsreaktion entstehen, abgesaugt werden.

Therapie

Die Therapie des systemischen Lupus erythematodes hängt maßgeblich von dem Ausmaß des Organbefalls und der klinischen Aktivität der Erkrankung ab. Deshalb sind die wichtigsten Voraussetzungen, um ein wirksames Therapiekonzept gemeinsam zu erstellen, sowohl die richtige Einschätzung des Krankheitsstatus durch einen erfahrenen Arzt als auch die Selbsteinschätzung des Patienten. Trotz der individuellen Unterschiede gibt es einige Prinzipien, die eingehalten werden sollten. Zur Dauerbehandlung eines systemischen Lupus erythematodes stehen dem Arzt mehrere Medikamentengruppen zur Verfügung. Zum einen die Gruppe der Glukokortikoide (Kortison), zum anderen entzündungshemmende Medikamente, sogenannte Antiphlogistika, drittens die Antimalariamittel und viertens die immer größer werdende Gruppe der immunmodulierenden Medikamente. Die letztere Gruppe beeinflusst den Umgang der Abwehrzellen des Körpers untereinander.

Bei leichteren Lupusformen sollte mit einer Medikamentenklasse (Monotherapie) begonnen werden. Hierbei kann niedrig dosiertes Kortison, zum Beispiel 3–6 mg Prednisolon, durchaus erfolgreich sein. Die Schwellendosis von 7,5 mg Prednison sollte allerdings nicht dauerhaft überschritten werden, da dann das Verhältnis von erwünschten zu unerwünschten Wirkungen des Medikaments nicht mehr vertretbar ist. Eine kurzfristige Erhöhung kann im Einzelfall trotzdem sinnvoll sein. Um bei Verläufen mit leichterer bis mittlerer Aktivität die Dosis von Kortison senken zu können, wird es häufig mit anderen Medikamentengruppen kombiniert.

Dazu eignen sich die Antimalariamittel, die in Kombination gegeben werden können. Bei leichten Lupusformen sind sie durchaus zur Monotherapie geeignet. Sie kommen vor allem dann zum Einsatz, wenn „nur" die Haut- oder die Gelenkbeschwerden im Vordergrund stehen. Eine sofortige Besserung nach Einnahme des Medikaments ist nicht zu erwarten. Der Patient sollte etwas geduldig sein, da eine spürbare Wirkung häufig erst nach 3 Monaten eintritt. Seit einigen

Jahren ist bekannt und durch Studien belegt, dass Antimalariamittel die Schubfrequenz signifikant reduzieren können. Sie werden daher in den neueren Therapieempfehlungen für alle Lupuspatienten empfohlen, und zwar unabhängig davon, welche Organe betroffen sind und welche anderen Therapien eingesetzt werden.

Das daneben am häufigsten angewendete Medikament ist das Azathioprin. Azathioprin hemmt sowohl die Entzündung als auch die Funktion der Abwehrzellen und wirkt dadurch immunsuppressiv. Auch hier kann es durchaus 3–6 Monate dauern, bis sich die Wirkung voll entfaltet. Azathioprin ist aber auch eine langfristige Therapieoption, bei der häufig die Kortisondosis deutlich reduziert werden kann oder wobei eventuell ganz darauf verzichtet werden kann. Azathioprin lindert Haut- und Gelenkbeschwerden und vermindert das Gefühl der Abgeschlagenheit.

Das immunsuppressive Medikament Mycophenolsäure ist als Basistherapie für die schwereren Lupusformen gedacht. Insbesondere bei erfolgloser Therapie mit Azathioprin oder bei einer Nierenbeteiligung wurden gute Ergebnisse mit Mycophenolsäure erzielt.

Bei akuten schweren Verläufen und Lupusnephritiden wird eine stationäre Bolustherapie mit Cyclophosphamid empfohlen. Das Medikament wird intravenös verabreicht. Da Cyclophosphamid in einigen Fällen nach einer Therapie, die über eine längere Zeit verabreicht wurde, Blasenkrebs verursacht hat, sollte Uromitexan® (Mesna) vor der Therapie infundiert werden. Dieses Medikament sowie reichlich Flüssigkeit zu Beginn der Therapie senken das Risiko, später Blasenkrebs zu bekommen.

Das neueste zugelassene Medikament ist Belimumab, das nach Versagen anderer Immunsuppressiva eingesetzt werden kann, jedoch nicht bei der schweren Nierenbeteiligung.

In refraktären Fällen kann auch Rituximab eingesetzt werden. In den bisher vorliegenden Studien war die Therapie mit Rituximab allerdings den bisherigen Therapien gleichwertig. Daher kommt diese Form der Therapie nur bei Erkrankungen in Betracht, die auf die bisherigen Therapien nicht ansprechen oder bei Patienten, die die Standardtherapien aus anderen Gründen ablehnen.

Neueste Entwicklungen sind die IL2-Therapie, Bortezomib oder Epratuzumab. Allerdings bedarf es hier noch größerer Studien, um einen Nutzen nachzuweisen.

7.2.1 Antiphospholipid-Syndrom

Definition und Häufigkeit

Beim Antiphospholipid-Syndrom (APS) handelt es sich um das immer wiederkehrende Auftreten von Thrombosen (sowohl in venösen als auch in arteriellen Blutgefäßen), um eine Verminderung der Blutplättchen und eine Neigung zu Fehlgeburten. Diese Symptome treten jeweils zusammen mit dem Nachweis von sogenannten Phospholipid-Antikörpern im Blut auf. Der Nachweis nur der Phospholipid-Antikörper im Blut ohne eines der oben genannten Krankheitssymptome wird nicht als Erkrankung aufgefasst. Es gibt verschiedene Typen von Phospholipid-Antikörpern; meistens sind sogenannte Kardiolipin-Antikörper gemeint. Zusätzlich sind Anti-β_2-Glykoprotein1-Antikörper noch von Bedeutung, die bei etwa zehn Prozent der Patienten die einzig nachweisbaren Phospholipid-Antikörper darstellen. Die Phospholipid-Antikörper führen paradoxerweise in Labortests zu einer scheinbaren Verdünnung des Blutes, was sich dadurch äußert, dass das Blut langsamer gerinnt. Diese Beobachtung in verschiedenen speziellen Gerinnungstests wird „Lupusantikoagulans" genannt. In den Blutadern führen die Antikörper jedoch zur Übergerinnbarkeit.

Das Antiphospholipid-Syndrom, kurz auch APS genannt, wird in diesem Buch als Unterkapitel des systemischen Lupus erythematodes abgehandelt, da etwa 80 % der Patienten mit einem APS auch einen Lupus haben. Allerdings kann es auch bei anderen Autoimmunerkrankungen auftreten. Allgemein wird ein Antiphospholipid-

Syndrom, welches mit anderen Erkrankungen assoziiert ist, auch als sekundäres Antiphospholipid-Syndrom bezeichnet. Demgegenüber steht das primäre Antiphospholipid-Syndrom, bei dem keine zusätzlichen Symptome einer anderen Autoimmunerkrankung erkennbar sind.

Phospholipid-Antikörper finden sich bei etwa der Hälfte der Patienten mit systemischem Lupus erythematodes und bei etwa einem Viertel der Patienten mit anderen Kollagenosen. Ansonsten können sie im Blut auch bei 2–5 Prozent der gesunden Bevölkerung nachgewiesen werden. Bei den meisten dieser gesunden Menschen sind allerdings die Phospholipid-Antikörper nur gering erhöht und dies meist auch nur über einen kürzeren Zeitraum. Von diesen Personen bekommen aber nur sehr wenige jemals ein Problem, welches auf diese Antikörper zurückgeführt werden kann.

Pathogenese

Phospholipid-Antikörper werden von pathologischen B-Lymphozyten gebildet, die vermutlich aufgrund einer Fehlsteuerung des Immunsystems dem Zelltod entgehen. Die Phospholipid-Antikörper können die Blutgerinnung beeinflussen und durch die Bindung an Zellen, die sich innen in den Gefäßen befinden (Endothelzellen), Blutgerinnsel und Verschlüsse der Blutgefäße auslösen. Die Auffälligkeiten im Bereich der Blutgerinnung können bereits durch einfache Bluttests in der klinischen Routine erfasst werden; es sind dies eine Verminderung der Thrombozyten und insbesondere die Verlängerung der Blutgerinnungszeit (PTT). Die Blutgefäßverschlüsse können unter anderem Herzinfarkte, Schlaganfälle und Venenthrombosen auslösen. Auch die erhöhte Rate an Fehlgeburten durch Phospholipid-Antikörper lässt sich durch ihre Bindung an Blutgefäße der Gebärmutter und Verschluss dieser Blutgefäße erklären. Dadurch kann es zu einer Minderversorgung des werdenden Kindes mit Nährstoffen und in Folge davon zu einer Fehlgeburt kommen.

Klinik

Gefäßverschlüsse (Thrombosen)

Die Blutgefäßverschlüsse beim APS können praktisch jeden Bereich des Körpers betreffen. Besonders auffällig sind dabei Schlaganfälle, Herzinfarkte und Verschlüsse der Blutgefäße der Beine. Diese Gefäßverschlüsse treten im Gegensatz zu der üblichen Gefäßverkalkung (Arteriosklerose) beim Phospholipid-Syndrom auch bei jungen Patienten auf. Die Beteiligung der Blutgefäße kann für den Patienten insbesondere an der Haut als Durchblutungsstörung sichtbar werden. Es kann dabei zu einem netzartigen Hervortreten von Blutgefäßen (Livedo reticularis) oder zu Blauverfärbungen (Zyanose) kommen. Insbesondere bei den Fingern kann es zu Weißverfärbung bei einer kurzzeitigen, beziehungsweise Schwarzverfärbung bei einer langfristigen Durchblutungsstörung kommen. Ein weiteres Charakteristikum ist die Gefahr erneuter Thrombosen, falls keine ausreichende blutverdünnende Behandlung durchgeführt wird. Deshalb kommt der rechtzeitigen Diagnostik und der konsequenten langfristigen blutverdünnenden Behandlung eine wesentliche Rolle zu. In ganz seltenen Fällen kommt es zu Blutgefäßverschlüssen in Bereichen, die auch innere Organe wie die Nieren, die Leber oder den Darm betreffen können. Dieses Krankheitsbild wird katastrophales Antiphospholipid-Syndrom genannt und muss extrem aggressiv behandelt werden, um tödlich verlaufende Gefäßverschlüsse zu verhindern.

> Bei Blutgefäßverschlüssen bei jungen Patienten immer an ein Phospholipid-Syndrom denken und eine entsprechende Blutuntersuchung durchführen!

Schwangerschaft

Bei 20 Prozent der Frauen mit einem bekannten Antiphospholipid-Syndrom treten Schwangerschaftskomplikationen mit wiederholten Fehlgeburten (Abort) oder Frühgeburten auf. Typisch dabei ist, dass keine sonstigen Störungen im Verlauf der Schwangerschaft erkennbar sind, weder Auffälligkeiten bei dem werdenden Kind noch Hormonstörungen bei der Frau. Allerdings werden in der Spätschwangerschaft nach der 34. Woche beim Antiphospholipid-Syndrom vermehrt Gestosen oder Eklampsien beobachtet. Diese zeichnen sich durch Wassereinlagerungen bei der Schwangeren, durch Bluthochdruck und durch Eiweißausscheidung im Urin aus. Im Extremfall kann es zu Krämpfen und Bewusstseinsstörungen kommen, die die Schwangere und das Kind gefährden können.

Andere Manifestationen

Ein weiteres typisches Zeichen des Antiphospholipid-Syndroms ist die verringerte Anzahl an Blutplättchen. Blutungen treten allerdings in der Regel dadurch nicht auf. Bei einigen Patienten wird eine Blutarmut beobachtet, die durch die Anlagerung von Phospholipid-Antikörpern an die roten Blutkörperchen ausgelöst wird und mit einer Zerstörung der roten Blutkörperchen endet, einer sogenannten hämolytischen Anämie. Andere Komplikationen betreffen eine Beteiligung der Nieren, die zunächst ohne Symptome verläuft und nur durch den Nachweis von Eiweiß und Blutkörperchen im Urin zu sehen ist. Gelegentlich ist auch das Herz mitbetroffen, insbesondere durch eine Beteiligung der Herzklappen. Die Herzklappen können sich entzünden. Dies führt zu einer vermehrten Durchlässigkeit der Klappen und somit zu einer Undichtigkeit der Klappe.

Therapie

Es ist auch durch sehr eingreifende Maßnahmen kaum zu erreichen, dass die Phospholipid-Antikörper dauerhaft entfernt werden können, sodass eine Prophylaxe ihrer schädlichen Folgen die wichtigste Therapieoption darstellt. Da Verschlüsse von Blutgefäßen die größte Gefahr darstellen, sind allgemeine Maßnahmen zum Schutz der Blutgefäße von besonderer Bedeutung. Wenn Phospholipid-Antikörper nachgewiesen wurden, sollte dringend auf das Rauchen verzichtet werden. Es sollten keine Hormonpräparate zur Verhütung oder in der Menopause eingesetzt werden. Auch sollte Übergewicht vermieden werden und die Blutfettwerte sollten im Normalbereich liegen. Gesunde Menschen, bei denen „zufällig" Phospholipid-Antikörper nachgewiesen wurden, erhalten in der Regel über diese allgemeinen Empfehlungen hinaus keinerlei spezielle Behandlung. Einzelne Experten empfehlen allerdings gerade bei Phospholipid-Antikörpern und zusätzlichen Risikofaktoren (Fettstoffwechselstörung, Rauchen) prophylaktisch die Gabe von Acetylsalicylsäure (z. B. Aspirin®) in niedriger Dosis. Wenn die Phospholipid-Antikörper im Blut im Rahmen eines systemischen Lupus erythematodes stark erhöht sind, empfehlen wir die prophylaktische Gabe von Acetylsalicylsäure.

Anders ist die Situation bei Patienten, die bei erhöhten Phospholipid-Antikörpern bereits eine Thrombose hatten. Diese Patienten benötigen eine dauerhafte blutverdünnende Behandlung, um erneute Thrombosen zu verhindern. In der Regel wird Phenprocoumon (Marcumar®) eingesetzt. Dieses Medikament erfordert, dass die Blutwerte regelmäßig kontrolliert werden, um die jeweils notwendige Dosis festzulegen. Diese Blutkontrollen können ähnlich wie die Blutzuckermessungen mit einem speziellen Gerät vom Patienten selbst durchgeführt werden. Wichtig ist dabei, die Marcumar®-Behandlung langfristig, ja vielleicht sogar lebenslang durchzuführen. Im Einzelfall kann man eventuell nach einigen Jahren, wenn in der Zwischenzeit keine erneuten Gefäßprobleme auftraten, ein Umsetzen von Phenprocoumon auf Acetylsalicylsäure überlegen. Unter einer Therapie mit Acetylsalicylsäure sind keine regelmäßigen Blutkontrollen zur Steuerung der Therapie erforderlich, da eine feste Dosis eingesetzt wird. Leider erleben wir es immer wieder, dass Patienten nach dem Absetzen der blutverdünnenden Behandlung einen schweren Gefäßverschluss erleiden. Es ist bislang noch nicht geklärt, ob die sogenannten „neuen oralen Antikoagulanzien" wie z. B. Rivaroxaban oder Apixaban zur Vermeidung von Thrombosen beim APS wirksam sind. Erste Untersuchungen deuten auf eine gute Wirksamkeit hin, allerdings kann ihr Einsatz derzeit noch nicht empfohlen werden.

Immununterdrückende Strategien, um die Phospholipid-Antikörper dauerhaft zu entfernen, sind im Allgemeinen nicht sehr effektiv und werden eher nur in ansonsten hoffnungslosen Situationen eingesetzt. Beim katastrophalen Phospholipid-Syndrom, bei dem Blutgefäßverschlüsse in vielen Bereichen des Körpers auftreten, kann ein Plasmaaustausch versucht werden. Daran schließt sich häufig eine Therapie mit Substanzen an, die die B-Lymphozyten als Voraussetzung für die Produktion der Phospholipid-Antikörper, zerstören sollen. Geeignet dafür erscheint das Zytostatikum Cyclophosphamid und neuerdings auch der Antikörper Rituximab, jeweils in Verbindung mit hoch dosiertem Kortison. Wissenschaftlich ausreichende Erfahrungen liegen aber für beide Verfahren nicht vor.

7.3 Mischkollagenose (MCTD/Sharp-/Overlap-Syndrom)

Definition und Häufigkeit

Die Mischkollagenose ist eine sehr schwer abzugrenzende Krankheit, die Charakteristika eines systemischen Lupus erythematodes, einer rheumatoiden Arthritis, einer systemischen Sklerodermie und einer Dermatomyositis aufweisen kann. Gelegentlich werden für die Erkrankung auch die aus dem Englischen abgeleiteten Begriffe „mixed connective tissue disease (MCTD)" und „Overlap-Syndrom" verwendet. Über die genauen Begriffsbezeichnungen gibt es auch unter Experten Unstimmigkeiten; wir verwenden bevorzugt den deutschen

Begriff Mischkollagenose und die Abkürzung MCTD. Gelegentlich zeigt sich bei längerer Krankheitsdauer, dass eine „vermeintliche Mischkollagenose" doch eher einem systemischen Lupus erythematodes oder einer anderen definierten Kollagenose entspricht. Die Häufigkeit wird mit ca. 10 Fällen pro 100 000 Einwohner angegeben und Frauen erkranken fast 10-mal häufiger als Männer.

Pathogenese

Die Ursachen der Mischkollagenose sind, wie auch bei anderen Kollagenosen, nicht bekannt, doch es können sowohl eine genetische Veranlagung als auch chronische Infektionen eine Rolle bei der Auslösung spielen. Es finden sich in hoher Konzentration charakteristische Autoantikörper, Anti-U1-RNP, die aber auch bei systemischem Lupus erythematodes und bei der Sklerodermie vorkommen können. Die Bedeutung dieser Antikörper für die bei der Mischkollagenose entstehenden Gewebsschädigungen ist allerdings unklar.

Klinik

Die MCTD beginnt oft mit Symptomen eines Raynaud-Syndroms, geschwollenen Fingern, Hautveränderungen, Muskelschmerzen (durch eine Muskelentzündung, „Myositis") und Gelenkbeschwerden, wie sie auch bei allen anderen Kollagenosen und der rheumatoiden Arthritis vorkommen können. Die Gelenkbeschwerden betreffen in der Regel beide Körperseiten und zeigen sich an Hand-, Finger- und Kniegelenken. Schwere Deformationen (Verformungen) der Gelenke treten aber nur selten auf. Die Vergrößerung der Milz und der Lymphknoten zeigt eine systemische Entzündung des Körpers an, hat aber für sich genommen kaum einen Krankheitswert. Zusätzlich ist nicht selten die Speiseröhre betroffen, was jedoch meist für längere Zeit symptomlos bleibt. Bei einem Teil der Erkrankten bleibt die Krankheit längere Zeit auf diese Symptome beschränkt und es kommt zunächst nicht zu einer erkennbaren Beteiligung innerer Organe. Ursprünglich wurde die MCTD wegen dieser Verläufe als eine eher gutartige Erkrankung eingeschätzt; neuere Erkenntnisse zeigen jedoch, dass häufig die Lungen, die Nieren und das Herz beteiligt sind und die Prognose nicht immer günstig ist.

Am häufigsten bereitet die Lungenbeteiligung bei der MCTD Probleme. Schon vor dem Auftreten von Symptomen zeigen sich Veränderungen in der Lungenfunktionsprüfung oder bei einer Computertomografie der Lunge. Häufig tritt ebenfalls ein Hochdruck im Lungenkreislauf auf; dieser kann schon ausgeprägt sein, wenn die ersten Symptome für den Patienten bemerkbar werden. Eine noch weiter ausgeprägte Lungenbeteiligung macht sich zunächst durch Atemnot bei körperlicher Belastung bemerkbar und bei weiterem Fortschreiten auch in Ruhe.

> Eine Lungenbeteiligung bei der Mischkollagenose kann durch Lungenfunktionsanalysen und spezielle bildgebende Verfahren schon im Frühstadium vor dem Beginn von Symptomen diagnostiziert und dann auch frühzeitig therapiert werden.

Die Diagnose der Mischkollagenose (MCTD) wird aus der Zusammenschau der Symptome, durch Blutuntersuchungen und durch Untersuchungen weiterer Organe gestellt. Ein sehr eindeutiges Zeichen ist dabei eine hohe Konzentration (Titer) des U1-RNP-Antikörpers im Blut. Im Blut können zudem noch andere Zeichen einer Entzündung festgestellt werden, die den aktuellen Schweregrad der Entzündung widerspiegeln. Dies sind Veränderungen des Blutbildes (Verminderung der roten und weißen Blutkörperchen), der Eiweiße im Blut (Vermehrung der sogenannten Gamma-Globuline) und erhöhte Entzündungswerte (Blutsenkung, C-reaktives Protein).

Therapie

Ein Großteil der Therapieempfehlungen bei der Mischkollagenose ist leider nicht durch solide wissenschaftliche Untersuchungen abgesichert, sondern basiert auf der Erfahrung einzelner Spezialisten. Die Therapie richtet sich nach dem betroffenen Organ und nach dem Ausmaß der jeweiligen Organschädigung. Leichtere Verläufe mit Haut- und Gelenkbeteiligung lassen sich häufig gut durch eine niedrig dosierte Kortison-Therapie behandeln. Bei ausgeprägten, insbesondere akut auftretenden Gelenkbeschwerden können auch entzündungshemmende Schmerzmittel (Ibuprofen, Diclofenac und viele mehr) sehr hilfreich sein. Diese Medikamente sollten allerdings bei einer Nierenschädigung nicht eingesetzt werden. Auch ist das Risiko von Magenblutungen erhöht. Alternativ können Malariamittel (Chloroquin und Hydroxychloroquin) bei Beschwerden der Gelenke sehr gut wirken. Es dauert allerdings mindestens 4 Wochen, bis bei diesen Medikamenten eine Wirkung eintritt, sodass sie nur für eine Langzeitbehandlung geeignet sind. Bei einer Gelenkbeteiligung sollte nach dem Abklingen der ganz akuten Beschwerden eine krankengymnastische Therapie begonnen werden, um einer Muskelschwäche vorzubeugen. Eine ausgeprägte Muskelentzündung (Myositis) ist ernst zu nehmen; sie sollte mit höher dosiertem Kortison behandelt werden. Auch bei der Myositis ist nach dem Abklingen des akuten Schubes eine krankengymnastische Behandlung sinnvoll.

Bei gravierenden Lungenproblemen, einer Nierenbeteiligung und bei einem Gefäßbefall (Vaskulitis) müssen zusätzlich zum Kortison klassische Immunsuppressiva eingesetzt werden. Bei einem aktiven Schub wird meist Cyclophosphamid bevorzugt. Nach Abheilen eines Schubes wird dann eher auf die wesentlich verträglicheren Alternativen Azathioprin und Mycophenolsäure gewechselt. Bei einem erhöhten Blutdruck im Lungenkreislauf können Medikamente gewählt werden, die den Lungenblutdruck senken, entsprechend der Behandlung bei der Sklerodermie.

7.4 Primär systemische Sklerose (Sklerodermie)

Fallbeispiel Sklerodermie

„Häufig sagten die Leute zu mir: Du hast aber eine schöne, glatte und straffe Haut! Ich fasste dies als Kompliment auf, schließlich war ich wirklich ein wenig stolz, dass ich mit meinen 53 Jahren ein relativ faltenfreies Gesicht hatte. Was nur mir auffiel: Die Gesichtshaut war nicht nur straff, sondern zudem noch relativ fest, fast hart. Ich wurde erst stutzig, als es mir nicht mehr gelang, einen Apfel zu essen, und zudem rings um den Mund eine Fältelung auftrat. Zu dieser Zeit war es Winter und mir machten meine Hände arg zu schaffen. Trat ich hinaus in die Kälte, verfärbten sie sich rasch blau und begannen zu schmerzen. Das hatte ich zwar schon jahrelang, doch so schlimm kannte ich es nicht. Auch hatte ich Schwierigkeiten in meinem Beruf, ich bin Zahntechnikerin. Irgendwie ließ meine Fingerfertigkeit nach, ich bemerkte auch, dass meine Hände etwas geschwollen aussahen. Mein Hausarzt stellte die Verdachtsdiagnose Sklerodermie und schickte mich in eine Spezialklinik, wo ich seitdem in Behandlung bin."

Definition und Häufigkeit

Die Sklerodermie ist dadurch gekennzeichnet, dass sich an vielen Stellen des Körpers das kollagene Bindegewebe vermehrt. Besonders betroffen sind die Haut und die Blutgefäße innerer Organe. Die primär systemische Sklerose wird zunehmend häufiger beobachtet. Frauen haben ein etwa dreifach erhöhtes Risiko gegenüber Männern. Von einer Million erkranken etwa 100–140 Menschen an der primär systemischen Sklerose.

Pathogenese

Die Krankheitsentstehung der Sklerodermie ist, ähnlich wie bei den anderen Kollagenosen, noch ungeklärt. Jedoch gibt es verschiedene Ansätze, die krankhaften Veränderungen zu erklären und auch deren Zusammenwirken. Ein Ansatz ist die Aktivierung des Immunsystems durch äußere Einflüsse, die noch nicht näher charakterisiert sind. Es werden hier in erster Linie T- und B-Lymphozyten aktiviert, die gewebsschädigende Substanzen (Zytokine, Interleukine, Autoantikörper) bilden können. Im Blut lassen sich verschiedene Autoantikörper nachweisen (sogenannte Scl-70 oder Zentromer-Antikörper) und sichern die Diagnose einer Sklerodermie. Diese Produkte der T- und der B-Lymphozyten führen zu einer Schädigung des Endothels der Blutgefäße, das heißt der innersten Zellschicht in den Blutgefäßen. Dadurch können im Verlauf der Erkrankung charakteristische Durchblutungsstörungen auftreten. Ein weiterer Ansatz geht von den Zellen aus, die Bindegewebe produzieren. Diese Zellen, auch Fibroblasten genannt, produzieren auf die Reize der T-Lymphozyten und des Endothels zu viel Bindegewebe, welches die Funktion mancher Organe einschränkt. Dies wiederum verstärkt die Effekte. Somit liegt ohne Therapie ein sich selbst verstärkender Kreislauf vor.

Klinik

Klassifikation der Sklerodermie und Abgrenzung zu ähnlichen Krankheitsbildern

Sklerodermie leitet sich von dem Griechischen ab und bedeutet „harte Haut". Damit ist ein zentrales klinisches Merkmal dieser Erkrankung schon genannt. Denn sowohl bei der zirkumskripten Sklerodermie (CP) als auch bei der progressiven systemischen Sklerodermie (PSS) kommt es zu einer Verdickung und Verhärtung der Haut. Bei der zirkumskripten Sklerodermie entdeckt man zu Beginn rosarote Flecken, meist an den Beinen und Armen oder am Rumpf, die sich mit der Zeit von der Mitte aus entfärben. Sie werden elfenbeinfarben und bilden verhärtete Platten (Plaques). Diese Plaques sind im Umfang begrenzt und kommen in der Regel nur vereinzelt vor. Auffallend ist, dass diese Stellen dort vermehrt auftreten, wo ein höherer mechanischer Druck besteht. Diese Druckreize durch das Tragen von BHs oder engen Hosen sollten daher vermieden werden. Zusammengefasst lässt sich sagen, dass die zirkumskripte Form relativ milde und nicht lebensbedrohlich ist und meist „nur" ein kosmetisches Problem darstellt.

Es gibt weitere Krankheitsbilder, die mit einer Sklerodermie viel Ähnlichkeit haben, aber meist viel harmloser verlaufen. Dazu zählen Krankheitsbilder, welche im Zusammenhang mit Silikon-Brustimplantaten oder auch nach Silikon-Kontakt im Bergbau und in Minen entstehen können. Auch nach Kontakt mit verschiedenen Chemikalien wie Kunstharzen, Lösungsmitteln oder auch verunreinigtem Speiseöl kann sich eine sklerodermieartige Erkrankung ergeben. Zur Abgrenzung von einer Sklerodermie werden diese Erkrankungen auch als Pseudosklerodermien bezeichnet. Bei diesen Pseudosklerodermien kann bei hartnäckigen Fällen, die keine spontane Besserung zeigen, eine Kortison-Therapie nützlich sein. Ein eigenständiges sklerodermieartiges Krankheitsbild ist die eosinophile Fasziitis, welche sich durch eine Verhärtung der Haut, häufig verbunden mit Muskel- und Gelenkschmerzen, auszeichnet. Im Blutbild zeigt sich ferner eine Vermehrung der eosinophilen Granulozyten. Die Diagnose kann durch die Untersuchung einer Gewebeprobe aus dem betroffenen Gebiet gestellt werden. Auch bei dieser Erkrankung kommt es relativ häufig zu einer Spontanheilung; anderenfalls ist Kortison sehr effektiv.

Symptomatik der progressiven systemischen Sklerose

Die diffuse systemische Sklerose ist eine chronische, auf mehrere Organsysteme übergreifende Erkrankung. Aufgrund des Variantenreichtums der Erstsymptomatik wird die Erstdiagnose vielfach erst Monate oder Jahre nach dem Auftreten dieser Symptome gestellt. Die nachfolgenden Symptome sollen einen Überblick geben, wobei nochmals erwähnt werden muss, dass es sehr verschiedene Ausprägungen gibt.

Ein typisches Phänomen, welches bei mehr als 90 Prozent der Patienten zu finden ist, ist das Raynaud-Phänomen (siehe Abb. 17). Dies zeigt sich in einer Farbveränderung der Hände, die durch einen Vasospasmus, ein Zusammenziehen der Gefäße, bedingt ist. Ausgelöst werden kann dies durch Kälte, zum Beispiel durch das Öffnen des Gefrierfachs, oder auch durch emotionalen Stress. Die Finger werden erst weiß, teilweise bläulich. Nach dieser anfallsartigen Phase werden sie wieder stark durchblutet und ändern die Farbe zu rot. Diese Phase empfinden viele Patienten auch als äußerst schmerzhaft.

Das Raynaud-Phänomen geht mit einer Fibrosierung der Finger einher, das heißt, das Bindegewebe vermehrt sich. Die Finger werden dünn und laufen spitz zu, man bezeichnet sie als Madonnenfinger. Durch die schlechte Durchblutung und Versorgung mit Sauerstoff werden die Fingerspitzen teilweise nekrotisch, das heißt Gewebe stirbt ab. Dies wird in der Literatur als „Rattenbissnekrose" beschrieben.

Treten bei Patienten Schluckprobleme, Sodbrennen und in seltenen Fällen auch Durchfälle auf, sind dies Hinweise, dass der Magen-Darm-Trakt betroffen ist. Durch eine verstärkte Faltenbildung um den Mund und eine Verengung des Mundes wird die Nahrungsaufnahme zusätzlich erschwert. Bei diesen Patienten, die einen sogenannten Ta-

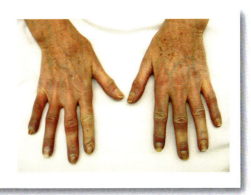

Abbildung 17: Akuter Raynaud-Anfall.

baksbeutelmund zeigen (siehe Abb. 18), findet man regelmäßig auch eine Verdickung des Lippenbändchens.

Ist die Speiseröhre (Ösophagus) in ihrer Beweglichkeit gestört (Motilitätsstörung), kann es durch zurückfließende Magensäure zu einer sekundären Refluxösophagitis kommen. Diese Entzündung der Speiseröhre kann im weiteren Verlauf bösartig entarten.

Ein weiteres Organ, welches stark betroffen sein kann und erheblichen Einfluss auf die Lebensqualität und -dauer hat, ist die Lunge. Das Lungengewebe besteht aus tausenden kleiner Lungenbläschen und zeichnet sich dadurch aus, dass es elastisch ist. Durch die Fibrosierung kommt es zu Veränderungen der kleinen Gefäße in der Lunge, aber auch zu Veränderungen des Lungengewebes selbst (siehe Abb. 19). Das Gewebe wird deutlich weniger elastisch. Dies erklärt die Luftnot und die Kurzatmigkeit, oft ein Frühindikator der progressiven systemischen Sklerose. Bestätigt wird der Verdacht in aller Regel durch einen Lungenfunktionstest, welcher eine Aussage über verschiedene Lungenvolumina und die Lungenbeweglichkeit macht, und eine Computertomografie.

Die Luftnot kann aber auch auf Veränderungen am Herzen zurückzuführen sein. Nicht selten und meist in den späten Stadien der Erkrankung ist die Herzleistung eingeschränkt. Veränderungen des Herz-

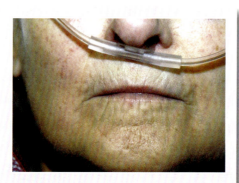

Abbildung 18: Tabaksbeutelmund.

Dieses Bild verdanken wir Frau Dr. Anna Mitchell, Klinik für Nieren- und Hochdruckkrankheiten, Universitätsklinikum Essen.

muskels (Myokard) und eine Verhärtung des Herzbeutels (Perikard) können die Ursache für eine ungenügende Versorgung sein. Auch kommt es häufig zu einer sogenannten „pulmonalen Hypertonie", die nicht zu verwechseln ist mit einer Beteiligung der Lungenbläschen. Bei der pulmonalen Hypertonie kommt es zu einem Anstieg des Blutdrucks in den Lungenarterien. Auf Dauer führt diese Veränderung zu Umbauvorgängen am Herzen und zu einem zunehmenden Sauerstoffmangel.

Eine weitere schwerwiegende Komplikation ist die renale Krise (akutes Nierenversagen). Sie war vor der Einführung von ACE-Hemmern sehr gefürchtet. Sie zeichnet sich durch einen Bluthochdruck und durch

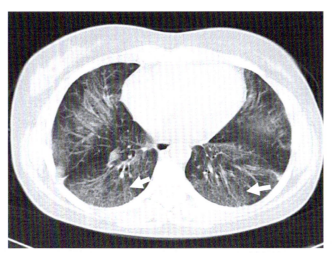

Abbildung 19: Hochauflösendes Computertomogramm (HR-CT) bei einer Patientin mit progressiver systemischer Sklerose mit einer Lungenbeteiligung. Die weißlichen Verdichtungen sind Zeichen einer fortgeschrittenen Vernarbung (Fibrose). Die rückwärtigen Bereiche, die milchglasartig im Ganzen weißer erscheinen, zeigen eine akute, behandlungsbedürftige Entzündung an (siehe Pfeile).

akutes Nierenversagen aus und tritt in 80 Prozent der Fälle in den ersten vier oder fünf Jahren auf. Weiterhin zeigen sich erhöhte Kreatininwerte und es lassen sich Eiweiß und rote Blutkörperchen im Urin nachweisen. Männer und Patienten mit höherem Lebensalter zum Zeitpunkt der Erstdiagnose sind hiervon stärker betroffen. Trotz der verbesserten therapeutischen Angriffspunkte ist die renale Krise immer noch ein schwerwiegendes Ereignis und bedarf teilweise einer Dialyse.

Eine Sonderform der Sklerodermie mit einem meist milderen Verlauf ist das CREST-Syndrom. Bei dieser Form schreitet die Hautverdickung meist nicht weiter fort als bis knapp über die Handgelenke (an den Fingern beginnend). Daher spricht man bezüglich des Hautbefalls auch von einer limitierten kutanen systemischen Sklerose. Der Name CREST leitet sich von den Hauptsymptomen ab: C = Calcinosis cutis, meist symptomlose Knoten an den Fingergliedern, die aus Kalk bestehen; R = Raynaud-Phänomen, Durchblutungsstörung der Finger wie oben beschrieben; E = esophageal hypomotility, Bewegungsstörung der Speiseröhre, kann zu Schluckstörungen oder schmerzhaftem Aufstoßen führen; S = Sklerodactylie, Verhärtung des Bindegewebes besonders an den Händen und im Gesicht; T = Teleangiektasie, rötliche Blutgefäßerweiterung an der Haut. Allerdings kann es auch beim CREST-Syndrom zu einer langfristig lebensbedrohenden Lungenbeteiligung mit Lungenfibrose und Hochdruck im Lungenkreislauf kommen.

Therapie

Die systemische Sklerodermie ist eine schwer zu behandelnde Erkrankung, an der sich verschiedene Fachrichtungen beteiligen müssen. Die Therapie der systemischen Sklerose besteht aus drei Säulen, der lokalen Therapie der Haut, einer durchblutungsfördernden Therapie und einer antientzündlichen, immunsuppressiven Therapie. Je nach dem Ausmaß der Organbeteiligungen wird die eine oder die andere Therapie mehr oder weniger in Anspruch genommen.

Die lokale Therapie der Haut, die von einem Hautarzt durchgeführt wird, soll die Symptome der Hautverhärtung verbessern. Zum einen sollte die Haut gut gepflegt werden, um Risse oder offene Stellen zu vermeiden. Feuchtigkeitscremes können dabei hilfreich sein. Bei bereits fortgeschrittener Hautverhärtung ist eine krankengymnastische Behandlung sehr wichtig, um narbige Zusammenziehungen (Kontrakturen) und eine Verfestigung von Fehlstellungen zu vermeiden. Die Hautveränderungen können auch durch eine UV-A-Bestrahlung positiv beeinflusst werden. Eine neuartige Therapie zur Besserung der Hautverhärtung ist die Photophorese. Bei der Photophorese werden Lymphozyten über eine Maschine aus dem Blut entnommen, diese werden bestrahlt und die bestrahlten Lymphozyten werden dem Patienten zurück infundiert. Es handelt sich dabei allerdings um ein sehr aufwendiges und teures Verfahren.

Als lokale Therapie im Magen-Darm-Bereich gilt auch die säurehemmende Behandlung mit Säure-Blockern (z. B. Omeprazol, Pantoprazol) bei Entzündung der Speiseröhre und saurem Rückfluss.

Die durchblutungsfördernde Therapie erfolgt vor allem, um das Raynaud-Syndrom, also die typischen Durchblutungsstörungen der Finger und Zehen, zu bessern. Das Raynaud-Syndrom ist nicht nur äußerst unangenehm, bei einer schweren Ausprägung kann es zu einem Absterben und zum Verlust von Fingern und Zehen kommen! Die wichtigste und einfachste Vorbeugung ist die Vermeidung von Kälte, insbesondere „nasser Kälte" (Spülen mit kaltem Wasser!). Dazu sollten bei entsprechender Temperatur Socken und Handschuhe getragen werden. Besonders wichtig ist ein Vermeiden des Rauchens, da dies zu einer deutlichen Einschränkung der Durchblutung führt. Die Verwendung von Nitro-Salbe zur Durchblutungsförderung ist meist wenig erfolgreich. Verschiedene Blutdruckmedikamente können durch die Erweiterung von Blutgefäßen zu einer Verbesserung des Raynaud-Syndroms führen. Zu diesen zählen Kalziumantagonisten (z. B. Amlodipin, Nifedipin) und ACE-Hemmer (z. B. Enalapril, Ramipril). Beta-Blocker sollten unbedingt vermieden werden.

An neuen Substanzen, die unserer Erfahrung nach im Einzelfall sehr hilfreich sein können, gibt es Endothelin-Antagonisten (Bosentan) und das bekannte Sildenafil (Viagra®). Diese Präparate werden überwiegend dann eingesetzt, wenn bereits eine offene Stelle an einem oder mehreren Fingern aufgetreten ist, um weitere offene Stellen zu vermeiden. Besonders aufwendig ist eine Therapie mit einem sogenannten Prostaglandin-Analogon (Iloprost). Dies wird mehrere Tage lang in einer mehrere Stunden dauernden Infusion gegeben. Diese Medikamente werden in der Regel nur eingesetzt, wenn schon offene Geschwüre vorliegen und ein Verlust eines Fingers oder Zehs droht.

Eine Verbesserung der Durchblutung kann bei einer schweren Lungenbeteiligung und bei einer renalen Krise lebensrettend sein. Bei einer schweren Lungenbeteiligung und Lungenhochdruck können Endothelin-Antagonisten (Bosentan, Macitentan) und Sildenafil (Viagra®) sehr gut wirksam sein. Eine renale Krise, das heißt ein schwerer Bluthochdruck mit Nierenversagen bei Sklerodermie, muss zwingend mit einem ACE-Hemmer (z.B. Enalapril, Ramipril) oder einem Angiotensin-Rezeptor-Hemmer (z.B. Candesartan, Losartan) behandelt werden.

Die dritte Therapiestrategie bei der systemischen Sklerodermie ist die immununterdrückende Behandlung. Im Gegensatz zu anderen Kollagenosen sollte Kortison nur in aktiven Krankheitsphasen und auch dann nur kurzfristig eingesetzt werden. Bei einer aktiven und schweren Lungenbeteiligung wird die Therapie meist mit Cyclophosphamid durchgeführt. Der positive Effekt dieser Therapie ist manchmal für den Patienten kaum spürbar, jedoch kann auch ein Stillstand der Erkrankung ein wesentliches Therapieziel bei einer schweren Sklerodermie sein! Neuere Studien weisen auch auf eine Wirksamkeit von Rituximab, Mycophenolat mofetil oder Tocilizumab hin. Hier wurde teilweise in kleinen Studien sogar eine leichte Verbesserung der Lungenfunktion beobachtet. Allerdings müssen diese Ergebnisse noch in größeren Studien belegt werden. Auch wurden positive Effekte auf die Hautdicke beobachtet. Wenn die Haut am stärksten betroffen ist, kann ein Therapieversuch mit Methotrexat unternommen werden. Neueste Untersuchungen konnten auch für den Einsatz von Clopidogrel hautverdünnende Effekte zeigen.

In den allerschwersten Fällen wird heute in Studien die Stammzelltransplantation erforscht. Ein abschließendes Fazit, für welche Patienten diese hochkomplexe Therapie sinnvoll ist, lässt sich aber zurzeit noch nicht ziehen. Bei dialysepflichtiger Niereninsuffizienz hingegen konnte klar gezeigt werden, dass auch Sklerodermie-Patienten von einer Nierentransplantation sehr profitieren können.

7.5 Sjögren-Syndrom

Definition und Häufigkeit

Das nach dem schwedischen Augenarzt Hendrik Sjögren benannte autoimmunologische Krankheitsbild zeichnet sich durch eine Entzündung der Tränendrüsen und der Speicheldrüsen aus, sodass trockene Augen und ein trockener Mund die Hauptsymptome sind. Das Sjögren-Syndrom kann für sich alleine (primäre Form) oder als Begleiterscheinung anderer Erkrankungen (sekundäre Form) entstehen. Das sekundäre Sjögren-Syndrom tritt häufig zusammen mit anderen Autoimmunerkrankungen auf, wie zum Beispiel der rheumatoiden Arthritis, der Sklerodermie oder dem systemischen Lupus erythematodes. Das Sjögren-Syndrom tritt bei ca. 0,1–1,0 Prozent aller Frauen auf und ist somit die häufigste Kollagenose. Männer sind viel seltener betroffen.

Pathogenese

Neben vererbbaren (genetischen) Ursachen werden chronische Infektionen als mögliche Auslöser beim Sjögren-Syndrom angesehen. Die Aktivierung des Immunsystems führt zu einer Entzündung der Tränen- und Speicheldrüsen, die sogar in der Zerstörung dieser Drüsen münden kann. Dadurch kommt es zu einer Verminderung des Tränen- und des Speichelflusses und zu einem Austrocknen der Schleimhäute. Die Entzündung kann sich auch auf die Lymphknoten ausbreiten, wodurch diese anschwellen. Es besteht die Gefahr, dass sich die Entzündungszellen bösartig verändern; beim Sjögren-Syndrom ist die Häufigkeit bösartiger Lymphknotentumoren erheblich erhöht.

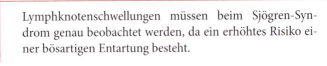
Lymphknotenschwellungen müssen beim Sjögren-Syndrom genau beobachtet werden, da ein erhöhtes Risiko einer bösartigen Entartung besteht.

Klinik

Der Verdacht auf ein Sjögren-Syndrom wird durch die Symptome von trockenen Augen und trockenem Mund, häufig in Kombination mit Allgemeinsymptomen wie erhöhter Körpertemperatur, Schwächegefühl und Muskel- und Gelenkschmerzen gestellt. Durch den trockenen Mund wird das Essen und Schlucken erheblich erschwert, es treten Risse auf der Zunge und Zahnschäden auf. Die fehlende Tränenflüssigkeit führt zu einem Fremdkörpergefühl in den Augen und die Bindehäute können sich röten. Die Trockenheit der Schleimhaut ist häufig mit einer Schwellung der entzündeten Drüsen verbunden. Durch die Schwellung der Ohrspeicheldrüse kann ein „Hamstergesicht" entstehen. Die Diagnose eines Sjögren-Syndroms muss durch einen Tränen- und Speicheldrüsentest bestätigt werden, bei dem der Ausstoß von Flüssigkeit aus den Drüsen gemessen wird. Sinnvoll ist außerdem eine kleine Probenentnahme aus der Lippe, wodurch die Entzündung der dort ansässigen kleinen Speicheldrüsen unter dem Mikroskop beurteilt werden kann. Letztlich ist auch der Nachweis von speziellen Autoantikörpern (sogenannte SS-A- oder SS-B-Antikörper) zur Diagnosestellung hilfreich.

Leider kann es auch beim Sjögren-Syndrom, wie bei allen Kollagenosen, zu einer Beteiligung weiterer innerer Organe kommen. Durch Entzündungen im Bereich der Bronchien kann ein trockener Husten auftreten; im Magen-Darm-Trakt kann es zu einer Entzündung der Bauchspeicheldrüse oder einer Leberfunktionsstörung kommen. Durch eine entzündliche Zerstörung der Schilddrüse treten gehäuft Schilddrüsenfunktionsstörungen auf. Eine Nierenbeteiligung ist selten und kann sich durch eine Nierenverkalkung, Nierensteine und Veränderungen der Elektrolyte im Blut (Blutsalze) bemerkbar machen.

Häufig leiden Patienten unter einer Beteiligung des Nervensystems, vor allem einer sensiblen Polyneuropathie mit Kribbelempfindungen oder Taubheitsgefühl an den Beinen. Aber auch entzündliche Symptome des Zentralnervensystems treten auf, die einer multiplen Sklerose sehr ähnlich sein können.

Nach Jahren oder Jahrzehnten kann es zu einer Ausbreitung der Entzündung im gesamten Körper kommen. Die Lymphknoten, die Milz und die Leber vergrößern sich und Entzündungszellen dringen in innere Organe ein. Bösartige Lymphknotentumoren, sogenannte Non-Hodgkin-Lymphome, sind bei Patienten mit Sjögren-Syndrom 50-fach gegenüber der Allgemeinbevölkerung erhöht.

Therapie

Die Therapie der Augen- und Mundtrockenheit ist symptomatisch; es wird künstliche Tränenflüssigkeit (Methylcellulose) und künstliche Speichelflüssigkeit gegeben und es wird empfohlen, häufig zu trinken. Eine ausreichende Anfeuchtung der Raumluft kann ebenfalls lindernd wirken. Wichtig ist eine tadellose Mund- und Zahnpflege und eine Einschränkung des Zuckerkonsums zur Kariesprophylaxe. Bei einem Pilzbefall des Mundes sollten lokal desinfizierende Mundspüllösungen und gegebenenfalls Pilzmedikamente (z. B. Nystatin, Ampho-Moronal) eingesetzt werden. Medikamente wie Pilocarpin und Bromhexin können die Schleimhauttrockenheit lindern; die Wirksamkeit ist aber insbesondere beim Pilocarpin durch Nebenwirkungen begrenzt.

Insbesondere bei Gelenkproblemen im Rahmen eines sekundären Sjögren-Syndroms kann Chloroquin (z. B. Resochin®) bzw. Hydroxychloroquin (z. B. Quensyl®) eingesetzt werden. Der trockene Husten kann gut durch Bronchialsprays, welche eine Erweiterung der Luftwege bewirken, behandelt werden.

Bei einer weniger starken Organbeteiligung kann Kortison gegebenenfalls in Kombination mit anderen Basisimmunsuppressiva (Azathioprin, Methotrexat) versucht werden. Bei einem generalisierten Befall mit schwerer Beteiligung innerer Organe werden Cyclophosphamid und Kortison eingesetzt. Die Wirkung einer solchen Behandlung ist jedoch unklar und die Prognose insgesamt nicht günstig.

7.6 Dermatomyositis/Polymyositis

Fallbeispiel Dermatomyositis

„Plötzlich kam ich die Treppe nicht mehr hoch, mir fehlte einfach die Kraft. Teilweise konnte ich morgens aus dem Bett nicht mehr aufstehen. Ich dachte, nein, nicht das auch noch. Ich habe doch gerade erst meinen Eierstockkrebs überstanden! Im Spiegel erkannte ich mich kaum noch wieder. Das Gesicht war aufgequollen und gerötet, auch mein Dekolleté war stark gerötet. Vor Schmerzen konnte ich mich kaum noch rühren, ich kann gar nicht sagen, welcher Muskel mir nicht wehtat. Auf den Händen befanden sich komische kleine Knötchen. Mein Allgemeinarzt überwies mich in die Klinik; nach längerem Aufenthalt stellte man fest, dass der Krebs zurück sei. Der Stationsarzt sagte mir, dass die Symptome für meine Krebsart fast typisch seien."

Definition und Häufigkeit

Dermatomyositis bezeichnet eine Muskelentzündung, die zusätzlich mit Hautveränderungen verbunden ist (siehe Abb. 20). Bei der Polymyositis fehlt die Hautbeteiligung. Die Dermatomyositis ist wegen der charakteristischen Hautveränderungen auch unter dem Namen „Lila-Krankheit" bekannt. Sie betrifft häufiger Frauen als Männer, auch Kinder können erkranken. Die Erkrankung ist mit einer Häufigkeit von ca. 10 Fällen auf 1 Million Einwohner selten.

Pathogenese

Der Entstehungsmechanismus und die Ursache für die Erkrankung liegen weitgehend im Dunkeln. Ein autoimmuner Prozess wird ver-

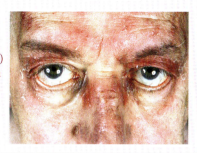

Abbildung 20: Typische Veränderung des Gesichts mit erschlafften Gesichtszügen (sogenannte Fazies myopathica) und Rötungen insbesondere im Bereich um die Augen.

Dieses Bild verdanken wir Herrn Privatdozent Dr. J. Dissemond, Klinik für Dermatologie, Universitätsklinikum Essen.

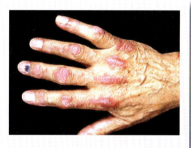

Abbildung 21: Typische Veränderung der Haut über den Fingergelenken bei Dermatomyositis (Gottron'sche Papeln).

Dieses Bild verdanken wir Herrn Privatdozent Dr. J. Dissemond, Klinik für Dermatologie, Universitätsklinikum Essen.

mutet. Entzündungszellen zerstören hierbei Muskelgewebe oder auch kleine Gefäße, die der Versorgung des Gewebes dienen; als Folge davon kommt es dann zur Gewebeschädigung. Auffällig ist, dass die Erkrankung häufig zusammen mit bösartigen Tumoren auftritt. Die Dermatomyositis tritt dann als Begleiterscheinung der Krebserkrankung auf (= paraneoplastisch). Das kann bei Tumoren der Brust (Mammakarzinom), der Haut (Melanom) und des Eierstocks (Ovarialkarzinom) beobachtet werden. Beseitigt man den Tumor, verschwindet oft die Dermatomyositis.

Klinik

Die ersten Symptome, die auffallen, sind bläulich-rötliche Verfärbungen und Schwellungen im Gesichts- und Dekolleté-Bereich. Auf den Knöcheln der Hände finden sich schuppende Erhebungen, sogenannte Gottron-Papeln (siehe Abb. 21). Die Hauterscheinungen können einen Juckreiz verursachen. In fast allen Fällen klagen die Patienten über eine zunehmende Schwäche in der Schulter- und Beckenmuskulatur; Treppenlaufen, der Übergang vom Sitzen zum Stehen oder sogar Haare Kämmen können erschwert bzw. unmöglich sein. Schluckbeschwerden und Atemnot beziehungsweise Husten sind manchmal ein Symptom der Erkrankung. Einige berichten über muskelkaterartige Schmerzen. Vielfach besteht Fieber, Müdigkeit und Abgeschlagenheit. Ein Raynaud-Syndrom kann vorkommen, manche Patienten weisen auf ihre „Mechanikerhände" hin, die rissig und rau sind.

Diagnose

Die Diagnose kann letztendlich nur durch eine Probenentnahme aus dem Muskelgewebe, eine Elektromyografie, und die Laborwerte gestellt werden. Im Muskelgewebe zeigen sich Entzündungszellen und zugrunde gegangene Muskelzellen. Die Elektromyografie zeigt typische Veränderungen; hier werden Elektroströme, die im Muskel entstehen, untersucht, sozusagen ein EKG des Muskels. Im Blut finden sich erhöhte Werte der CK (Creatininkinase), der LDH (Laktatdehydrogenase) und des Myoglobins. Dieses sind Enzyme bzw. Substanzen, die sich normalerweise in den Muskelzellen befinden. Werden Muskelzellen zerstört oder geschädigt, werden diese Substanzen in das Blut freigesetzt und können dort nachgewiesen werden.

Die Muskelenzyme können sich auch durch Kraftsport oder durch intensives Laufen erhöhen!

Es sind mittlerweile eine ganze Reihe von myositisspezifischen Antikörpern bekannt, die bei der Diagnosesicherung hilfreich sein können (z. B. Jo1-Ak, Mi2-Ak, SRP-Ak).

Ist die Diagnose gesichert, muss eine Tumorsuche angeschlossen werden. Dazu gehören in der Regel verschiedene bildgebende Verfahren und die Untersuchung von Tumormarkern. Manchmal kann ein Tumor noch so klein sein, dass er nicht nachweisbar ist. Deshalb sollte bei einer Verschlechterung des Zustandes erneut nach Tumoren gesucht werden.

Therapie

Die immunsuppressive Therapie erfolgt durch Kortison. Ist der Erfolg nicht ausreichend oder kann die Dosis nicht ausreichend niedrig gehalten werden, wird zusätzlich Azathioprin oder Methotrexat verabreicht. Dies ist besonders wichtig, da eine langdauernde Kortison-Therapie selbst zu einer Muskelschwäche führen kann. In ganz schweren Fällen ist ein Behandlungsversuch mit Cyclophosphamid, Rituximab oder Immunglobulinen angezeigt. Ganz zentral für den Behandlungserfolg ist die krankengymnastische Therapie, wodurch es zur Vermeidung von Versteifungen und zur Verbesserung der Muskelkraft kommen kann.

In aller Regel ist die Prognose gut. Die Krankheit führt nur bei schweren Verläufen, zum Beispiel bei einer Beteiligung der Atemmuskulatur, zum Tode. Prognose verschlechternd wirken allerdings auch bösartige Tumoren, die im Zusammenhang mit der Erkrankung entdeckt werden.

8 Allgemeine Verhaltensmaßregeln

8.1 Erkennen eines Krankheitsschubs

Vaskulitiden und Kollagenosen sind Erkrankungen, die nie völlig ausheilen. Es gibt Phasen, in denen die Erkrankung ruht und völlig inaktiv ist. Dies kann Jahre andauern. Allerdings kommt es dann häufig trotzdem zu einem Rückfall. Die Krankheit tritt wieder in eine aktive Phase ein. Als Patient müssen Sie in der Lage sein, diese Rückfälle, sogenannte „Rezidive" frühzeitig zu erkennen, um einen Arzt aufzusuchen. Dieser hat dann die Möglichkeit, das Rezidiv schnell und effizient unter Kontrolle zu bringen. Bleibende Organschäden werden so verhindert.

Anzeichen, die auf ein Rezidiv hinweisen, können wenig eindeutig sein und übersehen werden. Ein Ansteigen der Körpertemperatur, Gewichtsverlust, Nachtschweiß, „grippiges Krankheitsgefühl" und Abgeschlagenheit können Vorboten sein. Genauso gut kann ein „rotes Auge" ein Warnzeichen sein; nehmen Sie dies ernst. Es kann durchaus für einen erneuten Krankheitsschub stehen. Auch Gelenkbeschwerden sollten Sie nicht auf die leichte Schulter nehmen. Schmerzen in den Gelenken können ein Aufflackern der Erkrankung bedeuten. Scheuen Sie sich nicht, bei derartigen Symptomen einen Arzt aufzusuchen.

Eine unerklärliche, rapide Gewichtszunahme innerhalb von Tagen kann auf Wassereinlagerung infolge eines Nierenschadens hindeuten. Regelmäßige Gewichtskontrollen decken solche Gewichtsschwankungen zuverlässig auf. Besorgen Sie sich zusätzlich Urinteststreifen. Diese sind in jeder Apotheke preiswert zu erhalten. Mit diesen Teststreifen können Sie einmal in der Woche Ihren Urin auf winzige, unsichtbare Blutspuren untersuchen. Diese Blutspuren und natürlich sonstige ungewöhnliche Verfärbungen des Urins können ebenfalls einen Nierenschaden anzeigen. Nierenschäden können durch wiederholte Krankheitsschübe verursacht werden, daher sollte jeder Verdacht mit Ihrem Arzt besprochen werden.

Ausschläge, blutiger Auswurf, Nasenbluten und neu auftretende, nicht heilende Wunden sollten Sie aufhorchen lassen. Beides kann für eine Verschlimmerung des momentanen Krankheitszustandes sprechen, klären Sie dies unbedingt mit Ihrem Arzt. Atemnot und Herzbeschwerden können eine Beteiligung dieser Organe im Krankheitsprozess bedeuten, besonders wenn Sie neu auftreten. Warten Sie deshalb nie auf spontane Besserung; sparen Sie Zeit und begeben Sie sich in die Praxis!

Selbstbeobachtung unterstützt Ihre Gesundheit. Sie können selbst so viel zu Ihrer Gesundheit beitragen. Frühzeitig erkannte Rezidive können besser und erfolgreicher behandelt werden als spät erkannte. Auch bleibende Schäden sind bei frühzeitiger Erkennung seltener.

8.2 Impfungen

Patienten mit Autoimmunerkrankungen, die immunsuppressiv behandelt werden, weisen ein deutlich erhöhtes Risiko für Infektionserkrankungen auf. Um die Infektionsgefährdung zu minimieren, greift man normalerweise auf Impfungen zurück. Dies ist jedoch nicht selbstverständlich bei Patienten, die Immunsuppressiva einnehmen. Das Immunsystem wird durch Medikamente geschwächt; hierdurch ist man zwar anfälliger für Infekte, gleichzeitig kann der Körper aber auch auf den Impfstoff nicht so reagieren, wie es nötig wäre. Dennoch gehören Impfungen zu den besten Strategien, um Patienten mit Autoimmunerkrankungen vor Infektionskrankheiten zu schützen.

Impfungen bei Immunerkrankungen

Neben der möglicherweise geringeren Wirksamkeit einer Impfung im Vergleich zu Gesunden kann eine Impfung mit Lebendimpfstoffen gefährlich sein, da dies abgeschwächte, aber funktionsfähige Erreger sind. Diese für den Gesunden ungefährlichen abgeschwächten Erreger können beim immunsupprimierten Patienten jedoch diese Erkrankung auslösen, vor der durch die Impfung eigentlich geschützt werden sollte. Eine weitere Befürchtung ist, dass durch die Immunaktivierung der Impfung selbst Krankheitsschübe ausgelöst werden können. Allerdings wird das Risiko einer Verschlechterung der Krankheit durch eine Impfung für sehr gering gehalten. Grundsätzlich gilt jedoch, dass im akuten Krankheitsschub nicht geimpft werden sollte, ebenso wenig bei hoch dosierter immunsuppressiver Therapie. In Remission oder unter einer niedrig dosierten Therapie können Impfungen gut durchgeführt werden. Bei einer bekannten Autoimmunerkrankung sollten die Phasen mit einer geringen oder einer fehlenden Immunsuppression eventuell auch zur Durchführung empfohlener Lebendimpfungen genutzt werden.

Impfrichtlinien

Die ständige Impfkommission des Robert-Koch Institutes (www.rki.de) hat 2005 Richtlinien für Patienten unter immununterdrückender Therapie erarbeitet, die Folgendes vorsehen:

- Impfungen laut Impfkalender können uneingeschränkt vorgenommen werden, soweit es sich um Totimpfstoffe handelt (Diphtherie, Tetanus, Polio).
- Indikationsimpfungen (Impfungen, die nur bei besonderem Risiko vorgesehen sind) sollen bei Patienten unter immununterdrückender Therapie unbedingt vorgenommen werden, wenn es sich um Totimpfstoffe handelt (Influenza, Pneumokokken, Meningokokken).
- Indikationsimpfungen mit Lebendimpfstoffen sind nur in Remission und unter höchstens milder Immunsuppression durchzu-

führen (Windpocken (Varizellen), Gelbfieber, Masern-Mumps-Röteln).

 Faustregel: Impfungen mit Totimpfstoffen werden in der Regel zum Infektionsschutz bei Patienten unter immununterdrückender Therapie empfohlen!

Impfungen vor Urlaubsreisen

Insbesondere bei Reisen in tropische Länder und in Länder mit einem niedrigen Hygienestandard sind Impfungen dringend empfohlen, zum Teil sogar für die Einreise vorgeschrieben. Letzteres ist für die Gelbfieberimpfung der Fall. Gelbfieber kommt in den tropischen Bereichen Südamerikas und Afrikas vor, in einigen Ländern, welche immer aktuell beim Robert-Koch-Institut abgefragt werden müssen, ist die Impfung vorgeschrieben. Die entsprechenden Impfungen werden im Folgenden einzeln besprochen.

Meningokokken

Als Ausbreitungsgebiet wird der sogenannte „Meningokokken-Gürtel", bestehend aus Afrika (Sahelzone von Senegal bis Sudan), den Ländern des Nahen Ostens, dem indischen Subkontinent einschließlich Nepal sowie Brasilien angesehen. Das Infektionsrisiko ist generell gering, eine Gefährdung besteht vor allem in der trockenen Jahreszeit und bei engem Kontakt zur Bevölkerung. Es besteht eine Impfpflicht für Pilger zu den heiligen islamischen Stätten. Auch wenn keine klinischen Daten über die Effektivität bei immunsupprimierten Patienten vorliegen, bestehen keine grundsätzlichen Einwände gegen die Verwendung dieses Totimpfstoffs.

Gelbfieber

Der zur Gruppe der Arboviren gehörende Erreger wird durch tagaktive Moskitos übertragen. Endemiegebiete sind Afrika und Südamerika etwa zwischen dem 17. nördlichen und 17. südlichen Breitengrad. Im gesamten asiatischen Raum einschließlich Australien tritt Gelbfieber nicht auf. Die Infektion verläuft bei der Lokalbevölkerung oft ohne Symptome, weshalb für Nichtgeimpfte bei entsprechendem Kontakt ein hohes Risiko besteht. Der derzeit verwendete abgeschwächte Lebendimpfstoff ist für Immunsupprimierte (bis auf eine strenge Einzelfallentscheidung bei zwingenden Reisegründen) kontraindiziert. Für Länder, die bei der Einreise eine Impfbescheinigung gegen Gelbfieber fordern (Länder im sogenannten Gelbfiebergürtel Afrikas und Südamerikas), muss eine Ausnahmegenehmigung eingeholt werden. Dies ist auch der Fall, falls man über Afrika oder Südamerika nach Asien oder Australien einreisen möchte. Generell sollte man sich vor einer Reise nach den aktuellen Bestimmungen erkundigen. Die Impfbefreiung muss als „Exemption certificate" im Impfpass (mit Unterschrift und Siegel) dokumentiert werden, eine Anerkennungspflicht der Einreiseländer besteht allerdings nicht. Es gibt keine kausale Therapie des Gelbfiebers. Die Empfehlung lautet, unter laufender Immunsuppression besser auf eine Reise in Länder mit Gelbfieberrisiko zu verzichten.

Typhus

Besondere Risiken bestehen bei Reisen nach Indien, Nord- und Westafrika sowie Peru, insbesondere bei Aufenthalten in ländlichen Gegenden. Der gebräuchliche Lebendimpfstoff, ein abgeschwächter Salmonella-typhi-Stamm, verursacht vor allem eine lokale Immunität im Magen-Darm-Trakt und ist für Immunsupprimierte kontraindiziert. Alternativ steht ein Totimpfstoff aus gereinigtem Kapselpolysaccharid zur Verfügung, dessen Impfschutz allerdings durch hohe Erregerdosen durchbrochen werden kann. Daten über die Effektivität dieses Impfstoffes bei Immunsupprimierten liegen nicht vor. Da auch bei Immunkompetenten nicht immer ein ausreichender Impfschutz aufgebaut wird, ist eine deutlich eingeschränkte Schutzwirkung dieser Impfung unter Immunsuppression anzunehmen. Da Typhus allerdings, im Gegensatz zu Cholera, zu den häufigsten vermeidbaren bakteriellen Infektionen gehört, ist neben der Wahl des Reiseziels und einer Expositionsprophylaxe auch eine Impfung mit Totimpfstoff empfehlenswert.

Cholera

Cholerainfektionen kommen derzeit in Süd- und Südostasien, Afrika und Südamerika vor. Insgesamt besteht für Reisende eine eher geringe Wahrscheinlichkeit einer Infektion, da die Erkrankung meist in Form von Epidemien, selten als Einzelfallerkrankung auftritt. Über den zur Verfügung stehenden Impfstoff aus inaktivierten Erregern bestehen keine Erfahrungen bei Immunsupprimierten. Er ist allerdings auch bei Immunkompetenten nur gering effektiv (um 60 Prozent).

Tollwut

> Eine Tollwutimpfung ist vor allem bei Reisen nach Indien und in den afrikanischen Kontinent anzuraten, vor allem wenn ein enger Kontakt zu Tieren zu erwarten ist. Gerade bei längeren Aufenthalten im Zielland erscheint das Risiko eines Hundebisses nicht gering. Eine ausgebrochene Tollwuterkrankung ist immer tödlich!

Rücksprache mit dem Arzt

Impfungen müssen mit dem behandelnden Arzt abgesprochen werden. Das Nutzen-/Risiko-Verhältnis und der günstigste Impfzeitpunkt müssen insbesondere bei Impfungen mit Lebend-Vakzinen sorgfältig abgewogen werden.

8.3 Urlaub

Da es sich bei Kollagenosen und Vaskulitiden um potenziell lebensbedrohliche Erkrankungen handelt, versteht es sich von selbst, dass von einer Urlaubsreise während eines akuten Schubs der Erkrankung dringend abzuraten ist. Während es für das klassische Rheuma (rheumatoide Arthritis) Hinweise gibt, dass ein mildes Klima, zum Beispiel Mittelmeerklima, günstig für den Krankheitsverlauf sein kann, fehlen derartige Indizien für Patienten mit Kollagenosen beziehungsweise Vaskulitiden. Ein generelles Problem stellt sicherlich die „Sonnenbelastung" dar, die bei systemischem Lupus erythematodes oder bei der Einnahme gewisser Medikamente schädigend wirken kann. Beim systemischen Lupus erythematodes können durch Sonnenbestrahlung beziehungsweise durch ein zu starkes Reizklima Schübe ausgelöst werden. Andererseits gibt es generell bei einer Therapie mit Azathioprin, Ciclosporin A, Methotrexat und Sulfasalazin eine verstärkte Sonnenempfindlichkeit. Es ist auch zu beachten, dass es bei längerdauernder immunsuppressiver Therapie, wie sie bei Kollagenosen und Vaskulitiden ja häufig notwendig ist, zu einem deutlich erhöhten Hautkrebsrisiko kommt. Deshalb sollte eine zu starke Sonnenbestrahlung unbedingt vermieden werden und gegebenenfalls ein sehr hoher Sonnenschutz angewandt werden (Lichtschutzfaktor ≥ 30).

Nasses und kaltes Wetter, häufig verbunden mit Tiefdruckwetterlagen, kann zu einer Verschlechterung von Gelenkschmerzen führen, ebenso wie es eine Neigung zur Auslösung von Krankheitsschüben in intensivem tropischem Klima geben könnte.

Besondere Gefahren für Patienten unter immunsuppressiver Therapie

Fieber

Fieber ist bei Patienten mit Autoimmunerkrankungen, die unter einer immununterdrückenden Therapie stehen, ein absolutes Alarmzeichen. Eine tödliche Infektion mit Blutvergiftung (Sepsis) kann sich binnen Stunden ausbilden. Dies bedeutet eine massive Gefährdung, gerade bei Reisen in Gegenden mit niedrigem medizinischem Standard. Sollte eine Reise in ein derartiges Gebiet dennoch durchgeführt werden, so muss immer ein Antibiotikum mitgeführt werden, damit bei Fieber sofort durch den Patienten eine Therapie begonnen werden kann. Geeignet sind dabei vor allem sogenannte Gyrasehemmer (z. B. Ciprofloxacin, Levofloxacin), da diese Substanzen bei den meisten gängigen bakteriellen Infektionen wirksam sind. Trotzdem sollte möglichst schnell ein Arzt aufgesucht werden. Bei Urlaub in tropischen Gebieten muss zudem auch an „besondere Erreger" wie Malaria gedacht werden. Empfehlungen zur Malariaprophylaxe und -therapie sollten mit den behandelnden Ärzten direkt vor Beginn des Urlaubs besprochen werden.

Hygienemaßregeln

Neben der im vorherigen Kapitel besprochenen Impfprophylaxe zählt die Expositionsprophylaxe (Vorbeugung) zu den wichtigsten Maßnahmen überhaupt zur Vermeidung schwerer tropischer Infektionen. Die wichtigsten Infektionsquellen sind kontaminierte Nahrung oder Flüssigkeiten. Hier gilt: „Boil it, peel it, cook it or forget it!" Ein großes Risiko besteht im Verzehr gekochter Speisen, nachdem diese abgekühlt sind. Relativ sicher sind nur gut durchgegarte und noch heiße Gerichte. Besonders vorsichtig muss der Reisende bei Eierspeisen sein, zum Beispiel selbstgemachter Mayonnaise, Saucen oder Desserts (wie Mousses). Obst oder Gemüse muss gemieden werden, falls es nicht geschält werden kann oder die Schale beschädigt ist. Getränke sollten nur abgekocht beziehungsweise aus geschlossenen Behältern verwendet werden. Ist dies nicht möglich, können entkeimende Tabletten verwendet werden. Fisch und Muscheln können auch gut durchgegart immer noch starke Gifte enthalten.

Mückenschutz

Ein effektiver Mückenschutz kann die Übertragung von Malaria, Gelb- und Denguefieber verhindern. Tagaktive Moskitos reagieren vor allem auf dunkle, sich bewegende Objekte, weshalb langärmelige Kleidung aus hellem Leinenstoff getragen werden sollte. In Malaria-Gebieten sollte ab dem Eintritt der Dämmerung ein Aufenthalt im Freien vermieden werden; tagsüber besteht bei der nachtaktiven Anopheles-Mücke kaum ein Risiko. Der Schlafraum kann durch Nutzung von Mückennetzen (nur effektiv bei möglichst kleinen Maschen!) vor den Fenstern, eine gute Belüftung und den konsequenten Einsatz einer Klimaanlage praktisch mückenfrei gehalten werden. Moskitonetze und Kleidung können zusätzlich mit dem insektenabweisenden Permethrin imprägniert werden.

Insektenabweisende Stoffe (Repellents) wirken abhängig von der Schweißproduktion etwa 2 bis 4 Stunden. Mit Abstand die größte Erfahrung liegt hier für N,N-Diethyl-3-Methylbenzamid (DEET) vor, welches die Chemorezeptoren der Moskitos hemmt. Durch den Einsatz von DEET-Repellents in Kombination mit Permethrin imprägnierten Kleidungsstücken kann ein praktisch 100%iger Schutz vor Insektenstichen erzielt werden. Zur Toxizität der Substanz liegen einige neue Arbeiten vor. Die Aufnahme über die Haut kann in seltenen Fällen zu systemischen Reaktionen, vor allem Nervenschädigungen, führen. Für die sonstigen angebotenen Stoffe, zum Beispiel auf pflanzlicher oder Zitronenbasis, scheint die Schutzwirkung vor Mückenstichen sehr viel geringer zu sein, sodass eine klare Empfehlung für DEET-haltige Schutzmittel auszusprechen ist.

8.4 Ernährung

Generell sollte auf eine ausgeglichene und vollwertige Ernährung geachtet werden. Eine spezielle Diät ist nicht notwendig. Da sich aber die Abwehrlage des Körpers verändert und der Einsatz von Immunsuppressiva den Stoffwechsel verändert, sind trotzdem einige Dinge zu beachten.

Kalzium

Aufgrund der erhöhten Osteoporosegefahr muss eine ausreichende Kalziumzufuhr sichergestellt werden. Dies kann durch Milchprodukte erfolgen; allerdings sollte keine unpasteurisierte Milch konsumiert werden, da die Keimbelastung zu hoch ist. Generell sollten zwei bis drei Portionen täglich verzehrt werden; ein Glas Milch, ein Joghurt und zwei Scheiben Käse sind genug. Falls Sie unter einer Laktose-Unverträglichkeit leiden: Die Kalziumzufuhr kann auch durch Verzehr grüner Gemüsesorten wie Lauch, Brokkoli oder Spinat gesteigert werden.

Bei einer Nierenschädigung muss zusätzlich Vitamin D verabreicht werden. Im fortgeschrittenen Stadium, meist kurz vor der Dialyse, müssen diese Maßnahmen aber nochmals mit dem behandelnden Arzt besprochen werden.

Blutfette

Bestimmte Immunsuppressiva können zu einer Erhöhung der Blutfette führen. Daher sollte der Fleisch- und Fettkonsum reduziert werden. Sie können ruhig bis zu dreimal in der Woche Fleisch und Wurst essen. Bevorzugen Sie hierbei magere Sorten: Geflügel und Wild sind ideal. Mehrmals in der Woche kann auch Seefisch empfohlen werden. Dieser ist reich an ungesättigten Omega-3-Fettsäuren, welche wiederum den Cholesterin-Spiegel und zugleich Ihr Herzinfarktrisiko senken können. Benutzen Sie zur Speisenzubereitung Pflanzenöle beziehungsweise Erdnuss- oder Olivenöle mit einem hohen Anteil an ungesättigten Fettsäuren, auch diese senken den Cholesterin-Spiegel. Butter sollte gemieden werden, Frischkäse oder Quark können als Brotaufstrich-Ersatz dienen. Milch oder Milchprodukte werden in verschiedenen Fettgehaltsstufen angeboten, ein Fettgehalt von 1,5 Prozent ist genug. In Fett frittierte Speisen, wie zum Beispiel Pommes frites oder Ähnliches, sind nicht zu empfehlen, genauso wie Nahrungsmittel, in denen „versteckte" Fette enthalten sind, wie zum Beispiel Salami oder Fertigkuchen. Bestimmte Obstsorten, die viel Pektin enthalten, wie zum

Beispiel Äpfel und Birnen, tragen zudem zur Senkung des Cholesterin-Spiegels bei. Eine sportliche Betätigung bewirkt eine Erhöhung des HDL-Cholesterin-Spiegels (gutes Cholesterin) und eine Senkung des LDL-Cholesterins (schlechtes Cholesterin).

Blutzucker

Kortison führt zu einer Erhöhung des Blutzuckerspiegels. Kurzfristige Blutzuckerspitzen sollten vermieden werden. Um dies zu erreichen, sollten Süßspeisen auf ein Minimum reduziert werden. Ballaststoffreiche Kohlenhydrate wie Vollkornprodukte, Hülsenfrüchte und Kartoffeln führen zu einer gleichmäßigen Zuckerabgabe ins Blut und tragen zum Sättigungsgefühl bei. Getränke mit Süßstoffzusatz sollten Getränken mit Zuckerzusatz vorgezogen werden.

> Was dringend zu beachten ist: GRAPEFRUIT ist in jeder Form VERBOTEN! Die Fruchtsäuren beeinflussen den Wirkstoffspiegel einiger Immunsuppressiva. Ansonsten sollte auf eine ausgewogene, ausreichende und angemessene Ernährung geachtet werden.

8.5 Osteoporose (Knochenerweichung)

Die Osteoporose ist im Zusammenhang mit der regelmäßigen Einnahme von Kortisonpräparaten eine oft gefürchtete unerwünschte Nebenwirkung. Früher häufig nicht beachtet, gilt der Osteoporose heute eine besondere Aufmerksamkeit. Akute Beschwerden macht die Osteoporose in Form von Rückenschmerzen. Gehäuft kommt es auch zu Knochenbrüchen, insbesondere des Oberschenkelhalses und der Wirbelkörper. In vielen Fällen macht sie auch gar keine Schmerzen und führt erst einmal zu einer abnehmenden Körpergröße und zu einem Rundrücken, „Witwenbuckel". Aber nicht jeder, der Kortison einnimmt, bekommt zwangsweise die Symptome einer Osteoporose, und es gibt heutzutage eine Reihe von Möglichkeiten, einer Osteoporose unter Kortison-Therapie vorzubeugen.

Die Wirkung von Kortison auf den Knochen

Kortison ist ein vom Körper in den Nebennieren produziertes Hormon, welches in mehrere lebenswichtige Stoffwechselvorgänge des Körpers eingreift. Ein vollständiger Mangel an Kortison, zum Beispiel durch Zerstörung der Nebennieren, führt zu einer lebensbedrohlichen Symptomatik, die nur durch die sofortige Gabe eines Kortisonpräparates beherrscht werden kann. Eine Funktion des Kortisons ist es, die Kalziumaufnahme aus dem Magen-Darm-Trakt zu hemmen und die Kalziumausscheidung durch die Nieren zu vermehren. Außerdem werden die Knochen bildenden Zellen (Osteoblasten) gehemmt und die Knochen abbauenden Zellen (Osteoklasten) durch Kortison verstärkt aktiviert. Ein Überschuss an Kortison führt also zu einem Abbau der Knochensubstanz. Die Angst vor einer Osteoporose infolge einer dauerhaften Einnahme von Kortison ist grundsätzlich nicht unberechtigt. Eine wichtige Rolle spielen aber auch die individuellen Risikofaktoren, die zum Teil gut beeinflussbar sind.

Risikofaktoren

Leidet ein Mensch schon an Osteoporose, wird diese durch eine Behandlung mit Kortisonpräparaten verstärkt. Risikofaktoren wie zum Beispiel Rauchen, hohes Alter, ungenügende Bewegung, eiweiß- und kalziumarme Ernährung oder ein Hormonmangel bei Frauen in der Menopause begünstigen die Entwicklung einer osteoporotischen Stoffwechsellage unter Kortison-Therapie. Eine familiäre Anlage, an einer Osteoporose zu erkranken, ist nicht beeinflussbar. Andere Risikofaktoren wie zum Beispiel das Rauchen oder die Ernährung hingegen sind von jedem selbst zu beeinflussen. Daher ist neben der Einnahme weiterer Medikamente zur Vorbeugung der Lebensstil ein Schlüssel zur Vermeidung einer Osteoporose.

Diagnostik

Um eine Osteoporose zu diagnostizieren beziehungsweise um vor einer vorbeugenden Therapie den Knochenstatus zu bestimmen, stehen dem Arzt folgende Möglichkeiten zur Verfügung. Da es keine Laborwerte gibt, anhand derer eine Osteoporose diagnostiziert werden kann, nutzt man die Knochendichtemessung (Osteodensitometrie). Anhand einer Röntgenuntersuchung kann die Knochendichte und damit der Grad der Osteoporose bestimmt werden. Alternativ steht noch die Computertomografie zur Verfügung, die vergleichbare Ergebnisse liefert, aber mit einer höheren Strahlenbelastung für den Patienten einhergeht. Eine strahlungsfreie Methode ist der Ultraschall. Die hieraus gewonnenen Erkenntnisse sollten aufgrund der Ungenauigkeit aber nur ergänzend genutzt werden. Leider werden die Kosten dieser Maßnahmen nur selten von der Krankenkasse erstattet.

Prophylaxe und Medikation

In erster Linie sollte die Kalziumzufuhr 1000–1500 mg pro Tag betragen, ergänzend sollten täglich 800-1000 IE Vitamin D eingenommen werden. Dies sollte bei jeder längerfristigen Kortison-Therapie erfolgen, am besten durch die Aufnahme mit der Nahrung in Form von Milchprodukten. Vitamin D ist neben den Milchprodukten auch in Eiern und Fisch reichlich vorhanden. Dies dient der Erhöhung des Mineralsalzgehaltes des Knochens. Die erforderlichen Mengen können aber auch sehr einfach medikamentös zugeführt werden und sollten immer parallel zur Kortisongabe erfolgen. Da es neuerdings Hinweise auf unerwünschte Herz-Kreislauf-Effekte bei der medikamentösen Kalziumzufuhr gibt, wird eine solche nur empfohlen, wenn der tägliche Bedarf nicht über die Nahrung gedeckt werden kann, z. B. bei Laktoseintoleranz.

Präparate zum Schutz der Knochen sind die Bisphosphonate, z. B. Alendronat und Risedronat. Sie sollten vor dem Hintergrund einer beginnenden Osteoporose, die sich in der Knochendichtemessung zeigt, gegeben werden. Sie verhindern das Anheften von Osteoklasten an die Knochensubstanz und somit den Knochenabbau. Die Einnahme erfolgt einmal wöchentlich mit reichlich Leitungswasser (kein Mineralwasser) und in aufrechter Körperhaltung, um Verätzungen der Speiseröhre zu vermeiden. Auch Passagestörungen und Schluckbeschwerden zum Beispiel nach einem Schlaganfall sollten beachtet werden, um notfalls eine intravenöse Therapie durchzuführen.

Zur Vorbeugung von Wirbelbrüchen bei Frauen in den Wechseljahren wurde 1998 Raloxifen zugelassen. Raloxifen gehört zu der Gruppe der SERMs (selektive Östrogen-Rezeptor-Modulatoren). Es bindet sich an die Östrogenrezeptoren des Knochens und wirkt so der Osteoporose entgegen. Es bindet sich aber an alle Östrogenrezeptoren des Körpers und führt unter anderem auch zu einem erhöhten Thromboserisiko und Blutungen durch Veränderungen der Gebärmutterschleimhäute. Frauen sollten diese Therapieoption mit ihrem Frauenarzt besprechen. Liegen keine Gegenanzeigen vor, wird in der Regel die Einnahme einer Tablette (60 mg) pro Tag empfohlen.

Ein Wirkstoff, der sowohl den Knochenaufbau fördert als auch den Abbau hemmt, ist das Strontium. Diese Substanz ist zur Vorbeugung der postmenopausalen Osteoporose seit der Einführung Ende 2004 zugelassen. Bei der täglichen Einnahme von 2 g des Pulvers konnte in den bisherigen Studien eine gute Wirksamkeit nachgewiesen werden. Wichtig für die optimale Wirksamkeit des Medikamentes ist die Einnahme mit Wasser ohne Kalzium oder ohne kalziumreiche Lebensmittel, da diese die Resorption im Darm entscheidend behindern. Die Einnahme sollte vorzugsweise abends zwei Stunden nach dem Essen erfolgen. Gelegentlich wurden nach der Einnahme Übelkeit und Durchfälle beobachtet. Auch scheint ein leicht erhöhtes Risiko für Herzinfarkte zu bestehen, weshalb bei zusätzlichen Risikofaktoren eine andere Therapie bevorzugt werden sollte.

In den letzten Jahren haben darüber hinaus die Parathormonanaloga (z. B. Teriparatid) und ein RANKL-Antagonist (Denusomab) Zulassungen für bestimmte Patientengruppen mit Osteoporose erhalten. Weitere Substanzen sind in der Erprobung.

Es stehen dem Arzt und Patienten also eine Reihe neuer und vielversprechender Medikamente zur Wahl, die individuell an die Bedürfnisse und Voraussetzungen des einzelnen Patienten angepasst werden müssen. Die Kortison-Osteoporose ist kein unvermeidbares Schicksal. Sie ist vielmehr ein beeinflussbarer Prozess, der bei richtiger Ernährung, körperlicher Aktivität und optimaler prophylaktischer Therapie heute sogar vermieden werden kann.

Osteoporose: Nur die frühzeitige nichtmedikamentöse und medikamentöse Prophylaxe verhindert Knochenbrüche!

8.6 Erkennen und Prophylaxe von Tumorerkrankungen

Immunsupprimierte Patienten sind anfälliger für Tumorerkrankungen als die gesunde Normalbevölkerung. Das hängt damit zusammen, dass unser Immunsystem Tumoren bis zu einem gewissen Grade selbst „in Schach" halten kann und Vorläuferstufen von bösartigen Zellen vernichtet. Bei einer Unterdrückung des Immunsystems ist dies nur eingeschränkt möglich. Daraus folgt, dass die Prophylaxemaßnahmen, die zurzeit möglich sind, besonders gut genutzt werden sollten. Das heißt allerdings nicht nur, dass medizinische Vorsorgeleistungen in Anspruch genommen werden sollen, sondern bedeutet auch eine Lebensstiländerung.

Gynäkologische Vorsorge

Frauen sollten sich regelmäßig beim Frauenarzt untersuchen lassen. Gebärmutter-, Eierstock- und Brusttumoren sollten so schon in Frühstadien erkannt werden. Hervorzuheben ist auch hier die aufmerksame Selbstbeobachtung. Auffällige, unverhältnismäßige oder ungewohnte Blutungsstärke und -dauer sollten Alarmzeichen sein. Die Selbstuntersuchung der Brust sollte einmal im Monat kurz nach der Periode durchgeführt werden. Dabei muss auf suspekte Knoten, Einziehungen der Brust oder neu aufgetretene Asymmetrien geachtet werden.

Urologische Vorsorge

Sowohl Männer als auch Frauen müssen regelmäßig zur urologischen Vorsorgeuntersuchung. Da auch Blasenkrebs eine Nebenwirkung bestimmter Medikamente (Cyclophosphamid) ist, sollten gegebenenfalls Spiegelungen der Blase bzw. Ultraschalluntersuchungen vorgenommen werden. Für den Patienten ist wichtig, dass er auf Blutbeimengungen im Urin achtet und sich ärztlichen Rat einholt, falls ihm Unregelmäßigkeiten beim Urinabgang oder im Urin selbst auffallen.

Das blutbildende System

Das blutbildende System ist bei diesen Patienten anfälliger für Krebserkrankungen. Blutbildkontrollen müssen hier vorgenommen werden; auch spezielle Urinuntersuchungen können sinnvoll sein, z. B. bei einem Verdacht auf ein Plasmozytom, um sicher zu sein, dass man nichts übersieht. Fühlt man sich über längere Zeit abgeschlagen und müde, treten ungewöhnliche Hautveränderungen oder vermehrt blaue Flecken auf, muss auch zwischen zwei Kontrolluntersuchungen eine Abklärung dieser Symptome erfolgen; sie können Warnzeichen für eine bösartige Erkrankung des Blutsystems sein.

Für beide Geschlechter gilt: Weitere Vorsorgemaßnahmen in Anspruch nehmen und aufmerksam sein (Darmspiegelungen, Hautkrebsvorsorge etc.)!

Lebensstiländerung

Zu den weniger leichten Maßnahmen zählt die Änderung des Lebensstils. Man weiß, dass die Krebsentstehung durch verschiedene Faktoren gefördert wird. Ganz offensichtlich ist der Zusammenhang zwischen Sonneneinstrahlung und Hautkrebs. Je mehr Sonnenlicht die gesunde, oder schlimmer die vorgeschädigte Haut, „ertragen" muss, desto wahrscheinlicher werden Zellveränderungen durch Lichtschäden. Diese Zellveränderungen können zu bösartigen Hauttumoren führen. Deshalb sollte intensive Sonneneinstrahlung gemieden werden und, wenn immer möglich, Sonnenschutzcreme verwendet werden. Auch das Rauchen sollte aufgegeben werden; das Lungenkrebsrisiko und im Übrigen auch das Risiko einer Lungenentzündung sind bei Rauchern erhöht. Der Alkoholkonsum sollte eingeschränkt werden. Wie bei allem gilt: Die Menge macht's. Es gibt keinen Grund, in Panik zu verfallen. Zwar ist das Risiko für eine Krebserkrankung erhöht, jedoch heißt das lange nicht, dass man auch erkrankt.

8.7 Erkennen und Prophylaxe von Infektionen

Das Immunsystem schützt uns vor lebensbedrohlichen Folgen einer Infektion. Eine Erkältung kann sich bei immunsupprimierten Patienten durchaus zu einer Lungenentzündung entwickeln; daher muss auch bei scheinbar banaler Symptomatik ein Arzt aufgesucht werden.

> Fieber ist bei Patienten mit Autoimmunerkrankungen unter immunsuppressiver Therapie ein absolutes Alarmsymptom! Sofort muss eine Klinik kontaktiert oder besser aufgesucht werden, um eine lebensgefährliche Infektion oder einen Krankheitsschub auszuschließen!

Bakterielle Infekte

Häufig sind Harnwegsinfekte. Sie machen sich durch häufiges und schmerzhaftes Wasserlassen bemerkbar. Die Gefahr ist, dass sich dieser Harnwegsinfekt den Weg durch den Körper bahnt und nicht mehr nur die Blase und die Harnröhre betrifft. Ein vom Arzt verschriebenes Antibiotikum kann dies wirksam und einfach verhindern.
Ebenso sollten Husten, Erkältungssymptome, Halsschmerzen, erhöhte Körpertemperatur, Abgeschlagenheit und Ähnliches ein Anlass sein, den Arzt aufzusuchen. Er entscheidet im Einzelfall, ob eine Therapie notwendig ist oder nicht.

Pilzerkrankungen

Ein Augenmerk muss auf Pilzerkrankungen gelegt werden. Natürlicherweise sind Pilze auch auf Schleimhäuten Gesunder vorhanden. Hier herrscht ein Gleichgewicht: Das Pilzwachstum ist beschränkt und wird kontrolliert. Ist das Immunsystem nicht voll funktionsfähig, kommt es zu einem überschießenden Wachstum; eine Entzündung in Speiseröhre, Bronchien und Mund kann die Folge sein. Da Rauchen begünstigend wirkt, sollte es möglichst eingestellt werden.

Virusinfektionen

Zwei bestimmte Viren haben eine besondere Bedeutung bezüglich der Infektionsgefährdung: das Zytomegalie-Virus und das Varicella-Zoster-Virus.

Bis zu 75 Prozent der Bevölkerung tragen das Zytomegalie-Virus in sich; die Infektion verläuft beim Immunkompetenten harmlos und symptomarm. Bei einem geschwächten Immunsystem können eine Erstinfektion oder ein erneutes Aufflammen einer früheren Infektion Probleme bereiten. Symptome sind Kopf- und Gliederschmerzen, eine leichte Temperaturerhöhung und Magen-Darm-Probleme. Gelegentlich entwickelt sich eine Lungenentzündung. Es stehen Medikamente zur Verfügung, die die Erkrankung eindämmen.

Das Varicella-Zoster-Virus löst in der Kindheit die Windpocken aus, beim Erwachsenen die Gürtelrose. Das Virus bleibt nach einer Infektion beständig im Körper, auch wenn es nicht immer Symptome zeigt. Bei Patienten, deren Immunsystem medikamentös gehemmt wird, kann es zu einer Reaktivierung des Virus kommen, eine Erstinfektion verläuft schwer. An der Haut entwickeln sich brennende, sehr schmerzhafte Bläschen; diese befinden sich immer im Versorgungsgebiet eines Nervs. Insgesamt treten an den betroffenen Körperstellen Missempfindungen auf, wie Kribbeln, Brennen und Schmerzen. Diese Empfindungen können den Hautveränderungen vorausgehen. Gefährlich ist es, wenn das Gesicht befallen ist. Greift das Virus auf das Auge über, kann eine Erblindung oder eine starke Sehminderung den Krankheitsverlauf stark erschweren. Auch hier stehen medikamentöse Therapiemöglichkeiten zur Verfügung. Der Patient sollte auf Missempfindungen achten, um möglichst frühzeitig eine Therapie nutzen und Komplikationen vermeiden zu können.

Prophylaxe (Vorbeugung)

Prophylaktische Maßnahmen können das Infektionsrisiko entscheidend verringern. Hygienemaßnahmen wie tägliches Wechseln von Handtüchern und Händewaschen vor dem Essen, nach Kontakt mit Müll oder nach dem Händeschütteln sind sinnvoll. Tampons und Binden sollten während der Periode häufig gewechselt werden. Vollbäder sind zu meiden, sie nehmen der Haut ihren natürlichen Infektionsschutz, Duschen ist sinnvoller. Durch Tragen von Badeschuhen in Schwimmbädern und gründliches Säubern beziehungsweise Trocknen auch der Zehenzwischenräume lassen sich hartnäckige Pilzinfektionen verhindern. Badeschuhe schützen auch vor Warzen. Zahnbürsten müssen häufig gewechselt werden, nach dem Putzen der Zähne ist eine Spülung mit antibakteriellem Mundwasser sinnvoll. Vor und nach einer Zahnbehandlung muss in Abhängigkeit vom Immunstatus eine Antibiotika-Behandlung durchgeführt werden; es könnten während der Behandlung größere Erregermengen aus dem Mundraum in die Blutbahn gelangt sein.

- Bei länger anhaltender erhöhter Temperatur (12 Stunden) und bei Fieber sofort Rücksprache mit einem Arzt nehmen.
- Auf Infektionszeichen achten (Brennen beim Urinieren, Kopf- und Gliederschmerzen, Abgeschlagenheit, Missempfindungen, Husten, Schnupfen).
- Einfache Hygienemaßnahmen senken das Infektionsrisiko erheblich.

8.8 Erkennen und Vorbeugen von Herz-Kreislauf-Erkrankungen

Zahlreiche Studien belegen, dass die meisten Vaskulitiden und Kollagenosen mit einem erhöhten Risiko an kardiovaskulären Erkrankungen einhergehen. Herzinfarkte, Schlaganfälle und „Arterienverkalkung" sind also viel häufiger als bei Gesunden. Das bedeutet für Sie, dass Sie möglichst Ihre Risikofaktoren für solche Erkrankungen und Ereignisse minimieren sollten; das beseitigt zwar nicht das per se höhere Risiko, jedoch kann es Ihrer Gesundheit trotzdem zuträglich sein. Wenn Sie schon ein grundsätzlich höheres Risiko haben, warum sollten Sie dieses noch zusätzlich erhöhen? Folgende Risikofaktoren sind seit langer Zeit als wesentliche Faktoren für Herz-Kreislauf-Erkrankungen bekannt:

- Rauchen
- Übergewicht
- Diabetes mellitus
- hohe Blutfette (LDL-Cholesterin; Triglyzeride)
- Bewegungsmangel
- hoher Blutdruck

Alle diese Faktoren tragen wesentlich zu einer früh einsetzenden „Gefäßverkalkung" bei; Herzinfarkte und Herzschwäche werden durch sie bedingt. Ein gut eingestellter Diabetes mellitus sowie Blutdruck sind entscheidende, einfache Maßnahmen, um Ihr Risiko zu minimieren. Eine Gewichtsreduktion durch Diäten oder noch besser durch eine Änderung des Lebensstils sowie eine Entwöhnung vom Rauchen sind fast unerlässlich, um Ihre Gefäße und Ihr Herz zu schützen. Das braucht natürlich Zeit und geht nicht von heute auf morgen, allerdings werden Sie auch belohnt: Sie sind in besserer Verfassung, leistungsfähiger und vor allem gesünder.

Bei den regelmäßigen Arztbesuchen sollte nicht nur Ihre Grunderkrankung im Vordergrund stehen. Ein Check-up von Herz und Kreislauf sollte auch auf dem Programm stehen. EKG (Langzeit-EKG, Belastungs-EKG), Blutdruckmessung (einfach und Langzeitmessung) sowie Ultraschall des Herzens können akute und bevorstehende Gefährdungen erkennen lassen. Im Zweifelsfall muss eine Herzkatheteruntersuchung Klarheit bringen!

Genauso sollten Sie wissen, wie sich Herzbeschwerden äußern und wie Sie selbst eine Verschlechterung Ihrer Herzfunktion erkennen können. Herzbeschwerden können kurzzeitig auftreten; das bedeutet nicht, dass sie weniger gefährlich sind als lang andauernde. Sie können sich klassisch in Brustschmerzen und Atemnot äußern. Atypische Beschwerden wie Schmerzen im linken Arm, neu aufgetretene Schmerzen im oberen Bauchbereich oder sogar im Rücken können Zeichen eines akuten Herzproblems sein. Manchmal fehlen die Schmerzen ganz; nur Atemnot und Angst deuten in diesem Falle auf die Herzproblematik hin. Sie sollten dann nicht lange zögern, sondern sich sofort in ärztliche Behandlung begeben. Falls Sie bemerken sollten, dass körperliche Anstrengungen, zum Beispiel Treppensteigen oder auch Fahrradfahren, nicht mehr beschwerdefrei, das heißt nur mit Atemnot oder auch unter Schmerzen möglich sind, darf keine Scheu bestehen, dies Ihrem behandelnden Mediziner mitzuteilen. Diese Symptome können auf eine bestehende Schwäche Ihres Herzens hindeuten.

Jedoch ist nicht nur das Herz gefährdet. Auch Schlaganfälle, also Verschlüsse von Hirngefäßen, treten bei Patienten mit rheumatischen Erkrankungen viel häufiger auf. Hier sollten Sie sich ebenfalls sorgfältig selbst beobachten. Unklarer Schwindel, ungewöhnliche Merkstörungen, Seh- und Sprachstörungen können Vorboten sein. Fallen Ihnen also ungewöhnliche Dinge an sich selbst auf, gehen Sie zum Arzt.

Patienten mit Vaskulitiden und Kollagenosen müssen sich ihrer besonderen Lage bewusst sein. Auch wenn Sie alle oben genannten Risikofaktoren maximal vermindern, sind Sie im Vergleich zu Gesunden immer noch besonders anfällig für Gefäß- und Herzerkrankungen. Ein Bewusstsein hierfür, aufmerksame Selbstbeobachtung und weit-

8.9 Psychosomatik/Stress

Das Immunsystem und Ihr seelisches Befinden sind eng gekoppelt, beide beeinflussen sich gegenseitig. Für einige rheumatische Erkrankungen konnte schon nachgewiesen werden, dass sich vor allem Stress und seelische Belastungen negativ auf die Krankheitsschwere auswirken.

Stressreduktion ist wichtig. Planen Sie Ihren Arbeitsalltag; setzen Sie Prioritäten und betrachten Sie nicht alle zu erledigenden Dinge als gleich wichtig. Führen Sie die wichtigsten Aufgaben zu Ende und gönnen Sie sich dann eine längere Erholungsphase. Dies reduziert den Leistungsdruck auf ein erträgliches, gesundes Maß und lässt Sie erholt und frisch Ihre Tätigkeit fortsetzen. Dasselbe gilt auch für Ihre Freizeit. Stress ist hier auch schädlich, „Freizeitstress" ist zu vermeiden!

Entspannung kann vielseitig sein. Ein guter Film, die Lieblingsmusik, das spannende Buch vom Freund oder auch das Fußballspiel vermitteln Erholung und laden die Batterie wieder auf. Probieren Sie Neues aus. Reisen ist erlaubt, es gibt hier kaum Einschränkungen. Ein Urlaub kann zu neuen Kräften und Gelassenheit führen. Pflegen Sie auch Ihre Hobbies. Diese können Ihnen Ablenkung vom Alltag und auch von Ihrer Krankheit bieten. Die Erfolgserlebnisse hier können Ihnen helfen, eine positive Sichtweise wiederzugewinnen. Trotz Erkrankung können und sollen Sie Spaß finden.

Es gibt sogar Techniken, um sich „professionell" zu entspannen. Zwei Verfahren sind das autogene Training und die progressive Muskelentspannung nach Jacobson. Krankenkassen und Volkshochschulen bieten entsprechende Kurse an.

Krankheitsbewältigung ist bei allen chronischen Erkrankungen von enormer Bedeutung. Ein rationales, aufgeklärtes Bild der eigenen

Erkrankung ist Teil hiervon. Informationen zum Beispiel aus Patientenführern, Schulungen etc. helfen, den eigenen Gesundheitszustand besser beurteilen zu können. Oft geht hiermit eine Verminderung der eigenen Angst einher, da man nun über mögliche und wahrscheinliche Verläufe der Krankheit Bescheid weiß. Außerdem ist das beängstigende Gefühl des „Kontrollverlustes" oder „Ausgeliefertseins" nicht mehr vorhanden, wenn man erfährt, dass man selbst etwas beitragen kann, z. B. durch Ernährung etc. Selbsthilfegruppen sind auch hierfür sinnvolle Einrichtungen. Sie gibt es für fast jede Erkrankung. Einige Kontaktadressen finden Sie im Anhang. Dort werden Sie Menschen treffen, die ähnliche Erfahrungen gemacht haben; gerade der Austausch ähnlicher Erlebnisse vermindert den Eindruck des „Alleinseins".

8.10 Schwangerschaft/Kontrazeption

Bei den Vaskulitiden gibt es teilweise recht ausführliche Studien zu Schwangerschaften, so zum Beispiel für die Takayasu-Arteriitis. Für ANCA-assoziierte Vaskulitiden exstieren bisher keine größeren Studien. Im Rahmen der Kollagenosen sind Schwangerschaften und systemischer Lupus erythematodes besonders gut untersucht. Es gibt mehrere Faktoren, die eine erfolgreiche Schwangerschaft einschränken können; der erste ist die verminderte Fruchtbarkeit. Patientinnen sind häufig nach mehreren Erkrankungsjahren und Cyclophosphamid-Therapien unfruchtbar. Ein anderer Faktor ist die Krankheitsaktivität sowie der bisher erlittene Organschaden. Schwangerschaften dürfen nicht in aktiven Krankheitsphasen geplant werden. Das Risiko für Mutter und Kind wäre unkalkulierbar. Des Weiteren muss die Patientin körperlich in der Lage sein, eine Schwangerschaft, die ja per se eine Extrembelastung darstellt, durchzustehen. Hierfür müssen die bisher erlittenen Organschäden gering sein. Eine schwere Nierenfunktionsstörung, ein bevorstehendes Lungenversagen oder eine ausgeprägte Herzschwäche können durchaus Gründe sein, von einer Schwangerschaft abzusehen.

Haben Sie einen Kinderwunsch, so sollte die Schwangerschaft gut geplant werden; sie muss in einer ruhenden Krankheitsphase stattfinden, um das Risiko für Mutter und Kind klein zu halten. Gleichzeitig muss darauf geachtet werden, dass bestimmte Medikamente, wie z. B. Mycophenolsäure, Leflunomid, Methotrexat oder Cyclophosphamid, schon längere Zeit nicht mehr genommen wurden. Am besten sind mehrere Monate bis zu einem Jahr Abstand zur letzten Einnahme, da sonst das werdende Kind Schaden nehmen könnte. Niedrig dosiertes Kortison, Azathioprin, Hydroxychloroquin und Ciclosporin A werden hingegen gemeinhin als weitgehend unschädlich angesehen, absolute Sicherheit vor Fehlbildungen gibt es jedoch nicht.

Im Verlauf der Schwangerschaft können Rückfälle auftreten. Diese müssen effizient, kurz und effektiv behandelt werden. Bei lebensbedrohlichen Krankheitsschüben hat das Leben der Mutter Vorrang; hier muss ein möglicher Schaden des ungeborenen Lebens in Kauf genommen werden. Bevor allerdings „harte" Medikamente wie Cyclophosphamid eingesetzt werden, die das Kind im Mutterleib potenziell schädigen können, werden andere Therapeutika angewendet. So gibt es bei Kollagenosen und Vaskulitiden Fallberichte, in denen eine Rückführung in ruhende Krankheitsphasen durch eine Antikörper-Therapie, durch hoch dosiertes Kortison und/oder Plasmapherese (eine Art Blutwäsche) erzielt werden konnte. Es gibt auch Berichte, nach denen eine Cyclophosphamid-Therapie in den letzten sechs Schwangerschaftsmonaten keine Schäden beim Kind hinterließ.

Insgesamt sind Schwangerschaften und Geburten bei Patientinnen mit Vaskulitiden oder Kollagenosen komplikationsbehaftet. Es gibt Hinweise, dass Frühgeburten und Komplikationen wie gefährlicher Schwangerschaftshochdruck (Präklampsie) häufiger auftreten als bei Nichtpatientinnen. Umstritten ist, ob die Schwangerschaft an sich zu einem erhöhten Risiko an Rückfällen führt. Je nach Erkrankung ist aber auf spezielle Komplikationen zu achten. Gerade bei den ANCA-assoziierten Vaskulitiden müssen Nierenfunktion sowie Blutdruck im Auge behalten werden; die Takayasu-Arteriitis führt ebenfalls nicht selten zu Bluthochdruck in der Schwangerschaft, ebenso können Gefäßaussackungen platzen und zu schweren inneren Blutungen führen. In wechselnder Häufigkeit sind bei Vaskulitiden Besonderheiten am Mutterkuchen zu beobachten, die auch zu Wachstumsstörungen des Kindes beitragen können.

Beim systemischen Lupus erythematodes mit Antiphospholipid-Syndrom ist das Risiko eines spontanen Geburtsabbruches vorhanden, ebenso häufig sind Gefäßverschlüsse. Besonders beim systemischen Lupus erythematodes ist durch regelmäßige Ultraschalluntersuchungen das Herz des Ungeborenen zu beurteilen. Dieses kann durch die Grunderkrankung der Mutter gefährlich geschädigt werden.

Eine besondere kindliche Komplikation wird bei Patientinnen beobachtet, die Ro-Ak (SSA-Ak) im Blut haben. Diese können plazentar auf das Kind übertragen werden und zu einem neonatalen Lupus oder zu einem kongenitalen Herzblock, einer lebensbedrohlichen Herzrhythmusstörung führen. Daher muss vor jeder Schwangerschaft die Mutter auf das Vorliegen dieser Antikörper getestet werden. Eine verringerte Übertragungsrate kann durch die Gabe von Hydroxychloroquin erzielt werden. Bei Auftreten von intrauterinen Zeichen eines Herzblocks kann plazentagängiges Kortison angewendet werden, um einen höhergradigen Herzblock zu vermeiden.

Ihrer Schwangerschaft steht – soweit keine Unfruchtbarkeit vorliegt – im Prinzip nichts im Wege. Wenn ein paar Grundsätze beachtet und ein Team aus Rheumatologen und/oder Nephrologen und Gynäkologen interdisziplinär zusammenarbeitet, ist eine erfolgreiche Schwangerschaft möglich.

8.11 Soziales, Renten

In diesem Kapitel wollen wir Ihnen Hinweise und Tipps geben, die hilfreich im Umgang mit Behörden sein können.

Kollagenosen und Vaskulitiden sind schwere Systemerkrankungen, die auch zu schweren, bleibenden Schäden führen können. Dies kann zu Beeinträchtigungen in der Ausübung des Berufes führen; möglicherweise kann der Beruf auch nicht mehr ausgeübt werden. Unter bestimmten Umständen kann dann eine Rente wegen Erwerbsminderung beantragt werden. Zur Erlangung dieser Rente sind – neben der Einschränkung der Leistungsfähigkeit aus gesundheitlichen Gründen – mehrere Voraussetzungen zu erfüllen:

- Der Versicherte muss eine Wartezeit von fünf Jahren nachweisen.
- In den letzten fünf Jahren vor Eintritt der Erwerbsminderung müssen mindestens 36 Pflichtbeiträge abgeführt worden sein.
- Alle Rehabilitationsversuche müssen erfolglos gewesen sein.

Liegen diese Voraussetzungen vor, wird weiterhin zwischen teilweiser und voller Erwerbsminderung unterschieden.

Teilweise Erwerbsminderung gemäß § 43 SGB VI:

„Versicherte, die wegen Krankheit oder Behinderung auf nicht absehbare Zeit außerstande sind, unter den üblichen Bedingungen des allgemeinen Arbeitsmarktes mindestens sechs Stunden täglich erwerbstätig sein."

Bei teilweiser Erwerbsminderung werden lediglich 50 Prozent der Rente gezahlt, die bei voller Erwerbsminderung ausgezahlt würde. Der Gesetzgeber geht davon aus, dass der Betroffene zur Deckung des Lebensunterhaltes einer Tätigkeit von unter sechs Stunden täglich nachgehen kann. Da dies aufgrund der Lage des Arbeitsmarktes nicht immer möglich ist, gilt dem Betroffenen der Teilzeitarbeitsmarkt als verschlossen, wenn ihm kein Arbeitsplatz vermittelt werden konnte. Das hat dann zur Folge, dass doch der volle Satz der Erwerbsminderungsrente geleistet wird.

Unter besonderen Umständen kann eine Rente wegen teilweiser Erwerbsminderung auch dann bewilligt werden, wenn der Versicherte täglich mehr als sechs Stunden zu den üblichen Bedingungen des allgemeinen Arbeitsmarktes erwerbstätig sein kann.

> Bedingungen zur teilweisen Erwerbsminderungsrente wegen Berufsunfähigkeit:
>
> – Der Versicherte muss vor dem 02.01.1961 geboren sein.
> – Das Leistungsvermögen in dem erlernten bzw. auf Dauer ausgeübten Beruf muss gegenüber einer gesunden Vergleichsperson auf unter sechs Stunden täglich gesunken sein.
> – Der Versicherte muss außerstande sein, einer zumutbaren Tätigkeit mindestens sechs Stunden täglich nachzugehen.

Eine Tätigkeit ist dann zumutbar, wenn sie den Kräften, Fähigkeiten, der Dauer und dem Umfang der Ausbildung des Betroffenen entspricht. Des Weiteren muss die Tätigkeit in Bezug auf die Anforderungen mit denen des bisher ausgeübten Berufes vergleichbar sein.

Die Gewährung der vollen Erwerbsminderungsrente ist auch an Bedingungen geknüpft.

> Es sind gemäß § 43 SGB VI voll erwerbsgemindert:
>
> – „Versicherte, die wegen Krankheit oder Behinderung auf nicht absehbare Zeit außerstande sind, unter den üblichen Bedingungen des allgemeinen Arbeitsmarktes mindestens drei Stunden täglich erwerbstätig zu sein."
> – „Versicherte, die aufgrund der besonderen Schwere oder Art ihrer Behinderung nicht auf dem allgemeinen Arbeitsmarkt vermittelbar sind."

Neben diesen gibt es eine weitere Möglichkeit zum Rentenbezug. Es handelt sich um die Altersrente für Schwerbehinderte. Berechtigt ist man nur bei Erfüllung folgender Voraussetzungen:

- Wartezeit von mindestens 35 Jahren
- Anerkennung als Schwerbehinderter
- für vor dem 01.01.1951 Geborene: Berufs- oder Erwerbsunfähigkeit

Eine Prüfung der gesundheitlichen Voraussetzungen entfällt hierbei. Die Vorlage des Schwerbehindertenausweises genügt.

Grundsätzlich sollte ein Antrag auf Ausstellung eines Schwerbehindertenausweises gestellt werden. Ein formloses Schreiben an das Versorgungsamt ist ausreichend. Dieses fordert medizinische Unterlagen an und entscheidet dann über den Grad der Behinderung. Beträgt dieser über 50 Prozent, gilt die Eigenschaft der Schwerbehinderung als festgestellt. Eine Reihe von Nachteilsausgleichen ist die Folge:

- Steuererleichterungen bei Einkommen- und Lohnsteuer
- besonderer Kündigungsschutz
- Zusatzurlaub
- zusätzliche Freibeträge bei der Gewährung besonderer Sozialleistungen (z. B. BAföG)
- besonderer Schutz bei Wohnungskündigung
- unter Umständen Werbungskosten, Kfz-Steuerermäßigung, Freifahrten im öffentlichen Personennahverkehr, Parkerleichterungen

Sie als Patient sollten sich nicht schämen, die oben genannten Leistungen in Anspruch zu nehmen. Dies sind keine Almosen; sie dienen dem Nachteilsausgleich im Rahmen der sozialstaatlichen Grundlage. Die Beantragung sowie der Erhalt der Leistungen sind bei Erfüllung der Voraussetzungen Ihr gutes Recht!

9 Anhang

9.1 Auswahl weiterführender Informationsmöglichkeiten/ Selbsthilfegruppen

Allgemeine Informationen zu rheumatologischen Erkrankungen inklusive Kollagenosen und Vaskulitiden

	Telefon, E-Mail, evtl. Web
Informationsforum und -plattform für rheumatologische Erkrankungen im Netz	W: www.rheuma-online.de
Deutsche Gesellschaft für Rheumatologie und Kompetenznetz Rheuma	W: www.dgrh.de
Deutsche Rheuma-Liga Bundesverband e.V. Maximilianstr. 14, 53111 Bonn	T: 02 28/7 66 06-0 E: bv@rheuma-liga.de W: www.rheuma-liga.de
Deutsche Rheuma-Liga Landesverband Bayern e.V. Fürstenrieder Str. 90, 80686 München	T: 0 89/54 61 48-90 E: info@rheuma-liga-bayern.de W: www.rheuma-liga-bayern.de
Deutsche Rheuma-Liga Nordrhein-Westfalen e.V. III. Hagen 37, 45127 Essen	T: 02 01/8 27 97-0 E: info@rheuma-liga-nrw.de W: www.rheuma-liga-nrw.de

Kollagenosen

Lupus erythematodes Selbsthilfegemeinschaft e.V. Döppersberg 20, 42103 Wuppertal	T: 02 02/4 96 87 97 E: lupus@rheumanet.org W: www.lupus.rheumanet.org
Lupus-Erythematodes-Selbsthilfegruppe Darmstadt, Rheuma-Liga Hessen e.V.	W: www.lupus-darmstadt.de
Kollagenose-Archive	W: www.kollagenose.de

	Telefon, E-Mail, evtl. Web
Sjögren-Syndrom-Selbsthilfe Rheuma-Liga Hessen e. V.	E: info@lupus-shg.de W: www.sjoegren-syndrom.de
Sklerodermie Selbsthilfe e.V. Am Wollhaus 2, 74072 Heilbronn	T: 0 71 31/3 90 24 25 E: sklerodermie@t-online.de W: www.sklerodermie-selbsthilfe.de

Vaskulitiden

Vaskulitis-Patienten-Selbsthilfegruppe (VPS) der Deutschen Rheuma-Liga	W: www.rheuma-online.de/ selbsthilfe/selbsthilfegruppen.html
Europäische Vaskulitis-Studien-Gruppe (EUVAS) Links zu englischsprachigen Seiten	W: www.vasculitis.org
Amerikanische Selbsthilfegruppe für Patienten mit Granulomatose mit Polyangiitis	W: www.weareb.org/WG/index.html

9.2 Auswahl spezialisierter universitärer Therapiezentren
(alphabetisch nach Städten)

	Telefon, E-Mail, evtl. Web
Universitätsklinikum Aachen Medizinische Klinik II Nephrologie und Klin. Immunologie Pauwelstr. 30, 52057 Aachen	Direktor: Prof. Dr. J. Flöge T: 02 41/8 08 95 30 E: ebuchmann@ukaachen.de
Universitätsklinikum Schleswig-Holstein, Campus Lübeck, Klinik für Innere Medizin und Klinische Immunologie der Rheumaklinik Bad Bramstedt GmbH Oskar-Alexander-Str. 26, 24576 Bad Bramstedt	Direktor: Prof. Dr. W. L. Gross T: 0 41 92/90 25 76
Charité – Universitätsmedizin Berlin Medizinische Klinik mit Schwerpunkt Rheumatologie und Klin. Immunologie Charitéplatz 1, 10117 Berlin	Direktor: Prof. Dr. G. Burmester T: 0 30/4 50 51 30 61
Universitätsklinikum Düsseldorf Klinik für Nephrologie Moorenstr. 5, 40225 Düsseldorf	Direktor: Prof. Dr. L. C. Rump T: 02 11/8 11 77 26 E: christian.rump@ med.uni-duesseldorf.de
Heinrich-Heine-Universität Düsseldorf Rheumazentrum Rhein-Ruhr Moorenstr. 5, 40225 Düsseldorf	Leiter: Prof. Dr. M. Schneider T: 02 11/8 11 78 11 E: schneider@rheumanet.org
Universitätsklinikum Erlangen Medizinische Klinik 3 Rheumatologie, Immunologie und Onkologie Institut für Klinische Immunologie Krankenhausstr. 12, 91054 Erlangen	Direktor: Prof. Dr. G. Schett T: 0 91 31/8 53 91 31
Universitätsklinikum Essen Klinik für Nephrologie Hufelandstr. 55, 45122 Essen	Direktor: Prof. Dr. A. Kribben T: 02 01/7 23 25 52 E: andreas.kribben@uk-essen.de Leiter der Autoimmunsprechstunde: Prof. Dr. O. Witzke T: 02 01/7 23 39 55 E: oliver.witzke@uk-essen.de

Anhang

	Telefon, E-Mail, evtl. Web
Klinikum Essen Süd Klinik für Rheumatologie und Klinische Immunologie Rheumazentrum Westliches Ruhrgebiet Propsteistr. 2, 45239 Essen	Ltd. Arzt: Prof. Dr. Ch. Specker T: 02 01/84 08 12 14 W: www.klinikenessensued.de/ index.php?id=206
Med. Universitätsklinik Freiburg Abteilung für Innere Medizin IV Rheumatologie und Klin. Immunologie Hugstetter Str. 55, 79106 Freiburg	Direktor: Prof. Dr. R. E. Voll T: 07 61/2 70 34 49-0
Universitätsklinikum Göttingen Abt. Nephrologie und Rheumatologie Robert-Koch-Str. 40, 37075 Göttingen	Leiter: Prof. Dr. G. A. Müller T: 05 51/39 63 31 E: nephrorheuma@ med.uni-goettingen.de
Medizinische Hochschule Hannover Klinik für Immunologie und Rheumatologie Carl-Neuberg-Str. 1, 30625 Hannover	Leiter: Prof. Dr. E. Schmidt T: 05 11/5 32 659
Universitätsklinikum Jena Klinik für Innere Medizin III Erlanger Allee 101, 07740 Jena	Leiter Rheumatologie/ Osteologie: Prof. Dr. G. Hein T: 0 36 41/9 32 43 11 E: gert.hein@med.uni-jena.de
Universitätsklinikum Schleswig-Holstein, Campus Kiel, Klinik für Nieren- und Hochdruckkrankheiten Schittenhelmstr. 12, 24105 Kiel	Direktor: Prof. Dr. U. Kunzendorf T: 04 31/5 97 13 38 E: public@nephro.uni-kiel.de
Universitätsklinikum Leipzig Rheumazentrum Leipzig Liebigstr. 22, 04103 Leipzig	Koordinationsarzt: Dr. S. Unger T: 03 41/9 72 47 30
Klinikum rechts der Isar Abt. Nephrologie Ismaninger Str. 22, 81675 München	Leiter: Prof. Dr. Dr. U. Heemann T: 0 89/41 40 22 31 E: nephrologie@lrz.tum.de
Klinikum rechts der Isar Sektion Rheumatologie Ismaninger Str. 22, 81675 München	Leiter: Dr. K. Thürmel T: 0 89/41 40 67 00 E: klaus.thürmel@lrz.tum.de
Medizinische Klinik IV Rheumaeinheit Pettenkoferstr. 8a, 80336 München	Leiter: Prof. Dr. Schulze-Koops T: 089/ 4400-53579

9.3 Abkürzungs- und Sachwortverzeichnis

Allergie: Überempfindlichkeit des Körpers gegenüber bestimmten Stoffen, z. B. Medikamenten, Kontrastmitteln oder Jod.

ANA: Antinukleäre Antikörper; Autoantikörper, die besonders bei Kollagenosen nachweisbar sind.

Anämie, anämisch: Blutarmut.

Aneurysma: Aussackung von Blutgefäßen, z. B. durch eine Vaskulitis.

ACE-Hemmer: Häufig angewandtes blutdrucksenkendes Medikament (Angiotensin-Converting-Enzym-Hemmer).

ANCA: Anti-neutrophile zytoplasmatische Autoantikörper; gegen das Innere von körpereigenen Neutrophilen (Gruppe weißer Blutzellen) gerichtet, im Blut nachweisbar.

c-/p-ANCA: Gruppen der ANCA eingeteilt nach dem Aussehen unter dem Mikroskop; c = zytoplasmatisch, kommt v.a. bei Patienten mit Granulomatose mit Polyangiitis vor, p= perinukleär, kommt v.a. bei Patienten mit mikroskopischer Polyangiitis vor; im Blut nachweisbar.

Angiographie: Darstellung der Blutgefäße durch die Gabe eines Kontrastmittels und eine Röntgenuntersuchung.

Antibiotikum: Medikament, das Bakterien tötet oder sie an der Vermehrung hindert.

Antigen: Eiweißstoff, der im Organismus die Aktivierung bzw. Bildung von Antikörpern auslöst.

Antikörper: Eiweißstoff des Abwehrsystems zur Bekämpfung körperfremder Eindringlinge (Bakterien, Pilze, Viren).

Aorta: Große Körperschlagader.

Arterie: Schlagader, die sauerstoffreiches Blut vom Herzen zu den Organen führt.

Arteriosklerose: Gefäßverkalkung.

Atraumatisch: Gewebsschonend, ohne äußere Ursache.

Autoantikörper: Krankhafte, fälschlicherweise gegen körpereigene Strukturen gerichtete Antikörper.

Autoimmunität: Fehlerhafte Reaktion des körpereigenen Immunsystems mit Schädigung körpereigener Organe und Zellverbände.

Bakterien: Krankheitserreger.

Biologika: Klasse neuartiger therapeutischer Eiweiße, welche aus spezialisierten Zellen gewonnen werden. Man hofft, durch Biologika in der Zukunft eine gezielte, nebenwirkungsarme Therapie vieler Erkrankungen erzielen zu können.

Biopsie: Kleine Probeentnahme aus dem Gewebe, entweder bei einer Operation oder oft mit einer dünnen Nadel unter lokaler Betäubung, z. B. zur Kontrolle des transplantierten Herzens.

B-Lymphozyten, B-Zellen: Weiße Blutkörperchen, auch B-Lymphozyten genannt; spezielle Unterart der Lymphozyten; stammen aus dem Knochenmark (B = Bone marrow) und bilden Antikörper.

CRP: C-reaktives Protein, wird in Entzündungsphasen gebildet und ist daher im Blut als Zeichen einer Entzündung nachweisbar.

CT: Computertomographie, Röntgenschichtaufnahme.

Dialyse: Blutwäsche, maschineller Ersatz der Entgiftungs- und Entwässerungsfunktion der Niere bei Nierenversagen.

DNA: Desoxyribonukleinsäure (Erbsubstanz des Menschen).

Eklampsie, Präeklampsie: Komplikationen der Schwangerschaft mit Hochdruck, Ödem und Einschränkung verschiedener Organe.

Entzündungszellen: Verschiedene weiße Blutkörperchen, die bei Entzündung im Blut und Gewebe nachweisbar sind.

Eosinophile Granulozyten: Gruppe von weißen Blutzellen (Granulozyten), bei Allergien und eosinophiler Granulomatose mit Polyangiitis (ehemals Churg-Strauss-Syndrom) erhöht.

Erythem: Flächige Hautrötung.

Expositionsprophylaxe: Schutz vor dem Auslöser einer Erkrankung, indem man den Kontakt zum Erreger von vornherein vermeidet.

Fibrose: Vermehrung des Bindegewebes, die krankhaft ist.

Gestose: Bluthochdruck in der Schwangerschaft, oft mit vermehrter Wassereinlagerung und Eiweißausscheidung im Urin vergesellschaftet; eigenständige Erkrankung.

Granulom: Entzündliche Gewebsvermehrung, die häufig bei Patienten mit Granulomatose mit Polyangiitis zu finden ist.

Histopathologie: Lehre vom krankhaft veränderten Gewebe in der mikroskopischen Darstellung.

Immunsystem: Gesamtheit aller Bestandteile des körpereigenen Abwehrsystems.

Immunsuppressivum (Mehrzahl Immunsuppressiva): Medikament zur Dämpfung des Immunsystems.

Immunkomplexe: Komplexe aus Antikörpern und Antigenen.

Immunglobuline: Gesamtheit der im Körper gebildeten Antikörper.

Interleukine: Botenstoffe des Immunsystems, können das Immunsystem steuern.

Kortison: Hormon der Nebenniere; zur Unterdrückung von Immunreaktionen eingesetzt; Nebenwirkungen entstehen durch Einfluss auf den Zucker- und Fettstoffwechsel und den Knochenstoffwechsel.

Kortikosteroide: Gruppe von Hormonen, die in der Nebennierenrinde produziert werden; diese Hormone erfüllen wichtige Funktionen im Zucker-, Eiweiß-, Fett- und Salzhaushalt (z. B. Kortisol und Kortison).

Leukozyten (Leuko): Weiße Blutkörperchen, tragen zur Abwehr von Krankheitserregern und damit allerdings auch zur Abwehr von fremdem (transplantiertem) Gewebe bei.

Lymphozyten: Gehören zur Gruppe der weißen Blutkörperchen, B-Lymphozyten und T-Lymphozyten haben wichtige Funktionen bei der Immunabwehr; B-Lymphozyten wandeln sich in Plasmazellen um, die dann Antikörper bilden; Untergruppe der Leukozyten.

Metastasen: Absiedlungen (Tochtergeschwülste) von bösartigen Gewebsveränderungen an anderer Stelle.

MHC: Hauptkomplex der wichtigsten Gewebemerkmale des Körpers. Es gibt 2 Klassen: MHC1 und MHC2.

MRT: Magnetresonanztomographie, Kernspintomographie

Myositis: myos (griech.) = Muskel, -itis = Entzündung, also Muskelentzündung; es gibt verschiedene Formen von Muskelentzündungen (Dermato- und Polymyositis); der Patient fühlt sich abgeschlagen, hat starke Muskelschmerzen und Lähmungen in bestimmten Körperregionen, etwa wie bei einem sehr schweren Muskelkater.

Nekrose: Abgestorbenes Gewebe.

Nephrotoxisch: Giftig für die Niere.

Neutrophile Granulozyten: Größte Gruppe der weißen Blutkörperchen (70 % der weißen Blutzellen).

Niereninsuffizienz: Unzureichende Nierenfunktion, kann kurzfristig (akut) oder dauerhaft (chronisch) bestehen.

Nierenparenchym: Nierengewebe.

Osteoporose: Skeletterkrankung, die mit einer erniedrigten Knochendichte und Veränderung der Architektur des Knochens einhergeht; daraus resultiert ein erhöhtes Risiko für Knochenbrüche.

Ödem: Ansammlung von Flüssigkeit im Gewebe.

Photosensibilität: Erhöhte Empfindlichkeit für Sonneneinstrahlung.

Perfusion: Durchspülung.

Phytotherapie: Behandlung mit Präparaten aus pflanzlichen Bestandteilen.

Plasma: Flüssiger Anteil des Blutes.

Plasmapherese: Blutwäsche zur Entfernung von Bluteiweißen, z. B. Autoantikörpern.

Pneumonie: Lungenentzündung.

Polyneuritis: Generalisierte Nervenentzündung.

Polyneuropathie: Erkrankung peripherer Nerven, z. B. im Rahmen einer Vaskulitis.

Prävention: Vorbeugung, Verhinderung.

Prophylaxe: Vorsorgliche Maßnahme zur Verhinderung einer Erkrankung.

Proteinurie: Eiweißausscheidung im Urin.

Purpura: Punktförmiger roter Hautausschlag durch vermehrte Durchlässigkeit kleinster Blutgefäße der Haut, z. B. durch eine Vaskulitis.

Raynaud-Syndrom: Raynaud war ein französischer Arzt, Erstbeschreiber einer Durchblutungsstörung im Bereich der Finger. Vor allem bei Kälte werden die Finger zunächst weiß, dann blau und schließlich rot. Dieses Symptom tritt bei vielen entzündlich-rheumatischen Erkrankungen auf.

Remission: Vollständiges Zurückdrängen einer Erkrankung in allen Organen mit Normalisierung aller Blutbefunde.

Rezidiv: Wiederauftreten der Krankheit nach zunächst eingetretener Remission.

RNA: Abkömmling der Erbsubstanz, nötig zum Eiweißaufbau.

Sepsis: Schwere Überflutung des Körpers mit Krankheitserregern; gleichbedeutend mit der sogenannten Blutvergiftung.

Serologie: Lehre der Antigen-Antikörper-Reaktionen; in der Praxis wird der Nachweis von gegen spezielle Antigene gerichteten Antikörpern im Blutserum als „Serologie" bezeichnet.

Sonographie: Untersuchung von Organen mittels Ultraschall.

Steroide: Im Körper gebildete Hormone, zu denen vor allem das Kortison gehört, regulieren verschiedene Funktionen des Zucker-, Eiweiß-, Fett- und Salzhaushalts; können Reaktionen des Körpers wie z. B. Entzündungen und Allergien steuern und unterdrücken; werden zur Vermeidung von Abstoßungsreaktionen nach der Transplantation gegeben.

Thrombose: Verschluss eines Blutgefäßes durch Blutgerinnsel.

Thrombozyt: Blutplättchen.

TNF: Tumor-Nekrose-Faktor, Botenstoff des Immunsystems, welcher Entzündungen auslöst.

Toleranz: Eigenschaft des Immunsystems, körpereigene Strukturen nicht anzugreifen.

Transplantation: Verpflanzung, Übertragung eines Organs oder Gewebes in einen lebenden Organismus.

T-Lymphozyten, T-Zellen: Weiße Blutkörperchen; Unterart der Lymphozyten; stammen aus dem Thymus (T = Thymus) und sind das zentrale Steuerungselement des Immunsystems.

Urinsediment: Feste Stoffe oder Zellen im Urin.

Ulkus (Mehrzahl Ulzera): Gewebedefekt an der Haut oder Schleimhaut.

Virus: Kleinster Krankheitserreger.

Zytotoxisch: Giftig für die Zelle.

Der Ernährungratgeber zur

FODMAP-DIÄT

Die etwas andere Diät bei Reizdarm, Weizenunverträglichkeit und anderen Verdauungsstörungen

1. Auflage 2015
184 S., zahlreiche Abb. und Tabellen, vierfarbig

W. Zuckschwerdt Verlag
ISBN: 978-3-86371-158-0
Preis: 18,95 € (D)

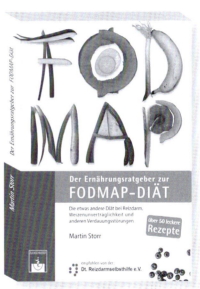

Erfahren Sie ...

- was **FODMAPs** sind und warum sie Verdauungsprobleme verursachen können
- wie die **FODMAP-Diät** entwickelt wurde und wie sie funktioniert
- wie Sie mit der **FODMAP-Diät** Lebensmittelunverträglichkeiten identifizieren und Ihre Beschwerden lindern können

Erhältlich im örtlichen Buchhandel oder direkt beim Verlag:
www.zuckschwerdtverlag.de